A DIETA DE JESUS E DE SEUS DISCÍPULOS

Don Colbert, médico

A DIETA DE JESUS E DE SEUS DISCÍPULOS

THOMAS NELSON BRASIL

RIO DE JANEIRO, 2006

Título original
What would Jesus eat?

SUPERVISÃO EDITORIAL
Nataniel dos Santos Gomes

TRADUÇÃO
Maria Inês Duque Estrada

CAPA
Valter Botosso Jr.

COPIDESQUE
Norma Braga

REVISÃO
Margarida Stelmann

PROJETO GRÁFICO E DIAGRAMAÇÃO
Julio Fado

CIP-BRASIL. CATALOGAÇÃO-NA-FONTE
SINDICATO NACIONAL DOS EDITORES DE LIVROS, RJ.

C652d

Colbert, Don
A dieta de Jesus e de seus discípulos : a receita definitiva para comer bem e viver mais / Don Colbert ; tradução de Maria Inês Duque Estrada. - Rio de Janeiro : T. Nelson, 2006
il.

Tradução de: What would Jesus eat?
Inclui bibliografia
ISBN 85-60303-01-4

1. Nutrição - Aspectos religiosos - Cristianismo. 2. Hábitos alimentares. 3. Dieta de emagrecimento. 4. Hábitos de saúde. I. Título.

06-3838.　　CDD 241.689
CDU 241.72

Rua Nova Jerusalém, 345 – Bonsucesso
Rio de Janeiro – RJ – CEP 21402-325
Tel.: (21) 3882-8200 Fax: (21) 3882-8212 / 3882-8313
www.thomasnelson.com.br

Este livro é dedicado a meu pai, Don Colbert Senior, pelo amor e disciplina que me transmitiu. Ele também foi fundamental para que eu me encaminhasse a uma relação pessoal com Jesus.

Sumário

Introdução

Qual era a dieta de Jesus?

O que Jesus faria?

Essa pergunta tem sido formulada muitas e muitas vezes nos últimos anos. Costumo lê-la em vários lugares, desde adesivos de automóveis até pulseiras.

A maioria dos cristãos que conheço quer verdadeiramente saber o que Jesus faria em cada momento, e quer verdadeiramente seguir o seu exemplo em qualquer situação de vida.

Certamente desejamos amar e honrar nosso Pai celestial assim como fez Jesus.

Queremos obedecer aos Dez Mandamentos como ele obedeceu.

Queremos aprender a amar como Cristo amou e a ajudar as pessoas tanto no sentido espiritual quanto no sentido material.

Queremos seguir os ensinamentos de Jesus no que se refere ao uso do nosso tempo, dos nossos talentos e dos nossos recursos financeiros.

Mas também queremos comer como Jesus comia?

Por que não? Nós procuramos seguir Jesus em todas as esferas de nossa vida. Então, por que não em nossos hábitos alimentares?

Jesus cuidava da saúde das pessoas. Certamente seus muitos milagres de cura testemunham esse fato. Ele desejava que as pessoas fossem íntegras, e isso incluía o aspecto físico, assim como o mental e o espiritual.

Mas será que Jesus ensinou alguma coisa sobre nutrição ou sobre como devemos comer?

Minha opinião é que ele ensinou, não necessariamente através do que disse, mas através do que fez. Há centenas de exemplos na Bíblia de práticas relacionadas à alimentação saudável. Jesus incorporou-as plenamente ao seu estilo de vida.

Mesmo leitores casuais da Bíblia sabem de muitas histórias que se referem a alimentos ou em que os alimentos têm um papel de destaque. Jesus ensinou princípios espirituais fundamentais usando uma variedade de analogias com o que comemos. Ele também participava de festas bíblicas e refeições comemorativas. Na Última Ceia, instituiu um ritual em que os alimentos são a mais sagrada recordação da sua morte.

A medicina e a ciência confirmam isso. Se comermos como Jesus comia, seremos mais saudáveis. Ele é nosso exemplo com relação a bons hábitos alimentares e disciplina, para que vivamos uma vida mais sadia e equilibrada.

"Mas", talvez você diga, "os tempos mudaram desde que Jesus viveu neste mundo há dois mil anos. A tecnologia progrediu. Temos muitos alimentos novos que Jesus desconhecia. Nossos padrões alimentares são muito diferentes hoje."

Sim... e não. Os tempos mudaram e nossos padrões alimentares são diferentes, mas isso não é necessariamente positivo!

Hoje em dia, comemos gordura demais. Bife na manteiga, ovo frito, batatas fritas, cebola e outros vegetais fritos. Acrescente-se a isso biscoitos com alto teor de gordura cobertos com manteiga, e purê de batatas preparado com leite gordo.

Quando pensamos em uma refeição completa, o que nos vem à mente? Em geral, na nossa cabeça, uma boa refeição é aquela que inclui sobremesa. Muita gente acha que uma refeição não é adequada ou completa sem alguma coisa doce no final.

Nossa alimentação atual segue padrões muito diferentes dos de Jesus, fazendo-nos contemplar muito rápido o declínio de nossa saúde.

Em 1901, os Estados Unidos eram considerados a nação mais saudável do mundo, entre cem nações estudadas. Por volta de 1920, o país caiu para o segundo lugar. Em 1950, estava em terceiro. Chegando a 1970, estava em quadragésimo primeiro lugar. E, em 1981, desceu para o nonagésimo quinto![1]

Como pode uma nação descer do quadragésimo primeiro lugar na área da boa saúde para o nonagésimo quinto em apenas onze anos? E de primeiro para nonagésimo quinto em exatamente um século? A resposta pode ser resumida em duas palavras: *fast-food*. A cultura americana do *fast-food* se expandiu por todo o mundo, chegando ao nosso país na década de 50 e se consolidando definitivamente na década de 70.

Em 1999, quando a rede McDonald's completava 20 anos de Brasil, o número de restaurantes havia aumentado dez vezes, 400 unidades em todas as regiões brasileiras, com 36 mil funcionários no total. De 2000 para 2002, o faturamento passou de R$ 1,46 bilhões para R$ 1,70 bilhões, e só em 2003 foram atendidos, em média, 1,5 milhões de clientes a cada dia. Isto, só com relação a essa cadeia de restaurantes. Infelizmente, verificamos que a saudável combinação bem brasileira de arroz e feijão tem sido cada vez mais substituída pelos hambúrgueres e batatas fritas.

O motivo pelo qual a popularidade da *fast-food* cresceu de modo tão impressionante é simples: nosso ritmo de vida a torna quase obrigatória. As pessoas acham que estão muito ocupadas para preparar refeições tradicionais e vêem a *fast-food* como uma alternativa para poupar tempo. Além disso, muitas vezes fica mais caro preparar uma refeição tradicional por pessoa do que comprar uma porção individual numa loja de *fast-food*. Isto porque não mais costumamos preparar rotineiramente as refeições em casa, e assim acabamos desperdiçando grande parte dos alimentos que compramos na feira.

Em nossa cultura, os anúncios constantemente nos bombardeiam e com freqüência estimulam nosso desejo por *fast-food*. Incentivos são oferecidos às crianças sob a forma de brinquedos incluídos na refeição e de *playgrounds* do lado de fora do restaurante. Além disso, há sempre um restaurante de *fast-food* a menos de um quilômetro das nossas casas. O resultado final é que a nutrição saudável é sacrificada à facilidade, ao custo e à acessibilidade.

A *fast-food* é planejada para atrair quatro sentidos: visão, olfato, sabor e tato ou textura. Uma das maneiras mais simples de adicionar sabor e textura a um alimento é adicionar gordura. Uma das maneiras básicas de adicionar sabor a um alimento é adicionar açúcar. Alimentos que têm um brilho por cima — desde roscas até glacê de bolo — contêm grande quantidade de gordura. Além de não terem praticamente qualquer valor nutritivo, as *fast-foods* costumam ter muito sal e poucas fibras.

Comer uma dieta rica em sal, baixa em fibra, rica em gordura e em açúcar e praticamente isenta de nutrientes não é seguir a dieta de Jesus.

O VALOR DE UMA DIETA PRIMITIVA

Seríamos mais sadios se nossa dieta fosse mais primitiva — o tipo de dieta adotada por Jesus?

A medicina diz que sim.

Há um relato científico surpreendente de quase sete décadas atrás que ainda é válido. O Dr. Weston A. Price, dentista, estudou povos primitivos que viviam isolados da civilização ocidental, inclusive comunidades na Suíça e na Escócia em vilarejos e aldeias afastadas do centro da sociedade de suas nações. Algumas das culturas que ele estudou consumiam dietas que incluíam peixe, frutos do mar e caça; outras culturas adotavam uma alimentação que incluía carne e laticínios produzidos a partir de animais domésticos. Algumas tinham dietas que incluíam frutas, cereais, legumes e vegetais; outros grupos quase não consumiam alimentos que precisavam ser plantados. Algumas culturas primitivas tinham o hábito de comer alimentos crus, enquanto outras consumiam basicamente alimentos cozidos.

As dietas de todas essas culturas, entretanto, tinham certas características em comum: nelas não havia alimentos refinados, desvitalizados, tais como açúcar branco ou farinha de trigo branca; não havia leite pasteurizado ou homogeneizado, alimentos em lata, óleo hidrogenado ou refinado. Todas essas dietas incluíam alguns produtos animais, e todas incluíam sal. Esses grupos isolados preservavam seus alimentos usando sal, fermentação e métodos de secagem, processos que conservam em grande parte o valor nutritivo do alimento.

Ao todo, o Dr. Price investigou cerca de dezessete culturas, entre elas a dos esquimós do Alasca, tribos africanas, aborígines australianos, índios tradicionais americanos, povos das ilhas dos mares do Sul, habitantes de remotas aldeias suíças e de ilhas distantes da costa da Escócia.

Depois de analisar as dietas desses grupos isolados, o Dr. Price comparou-as com a dieta americana atual. Repare que ele realizou essa pesquisa nas décadas de 1930 e 1940, quando o valor nutricional da dieta americana era muito mais alto do que é hoje.

Eis o que o Dr. Price descobriu:

- todas as chamadas dietas primitivas continham uma quantidade de minerais e vitaminas hidrossolúveis pelo menos quatro vezes maior que a dieta americana;

- todas essas dietas continham uma quantidade de vitaminas lipossolúveis pelo menos dez vezes maior que a dieta americana;

- nessas culturas isoladas, as pessoas praticamente não apresentavam perda de dentes e tinham uma alta resistência a doenças.

Em alguns casos, o Dr. Price teve oportunidade de estudar pessoas que pouco tempo antes tiveram acesso a alimentos processados, ocidentalizados. Ele descobriu que, quando a civilização ocidental alcançou essas áreas remotas e a dieta passou a incluir alimentos processados e açucarados, o número de cáries aumentou rapidamente. Não só a perda de dentes se acentuava, como as doenças em geral começaram a aumentar. Crianças nascidas de pais que haviam consumido alimentos processados tinham maior incidência de deformações de face e mandíbula. Um alto percentual de anomalias congênitas começou a ocorrer, e doenças agudas e crônicas foram registradas em números crescentes. Quanto mais refinada era a comida, mas depressa declinava a saúde dessas pessoas.

O Dr. Price concluiu que a perda de dentes decorria principalmente de deficiências nutricionais e que as mesmas condições que provocavam a perda de dentes também causavam as doenças em geral. Ele se tornou então um forte defensor da mudança dos hábitos alimentares do povo americano, propondo o seguinte:

- que se escolhesse alimentos não manipulados, com seus nutrientes compactos;

- que se evitasse alimentos processados ou refinados;

- que se preferisse alimentos frescos, em seu estado natural.

Esses são os mesmos hábitos alimentares que formavam a base da dieta de Jesus!

A dieta apresentada neste livro aborda um plano alimentar que privilegia basicamente:

1. alimentos integrais;
2. alimentos frescos;
3. água pura e alimentos sem pesticidas, fungicidas ou qualquer outro tipo de aditivos;
4. alimentos que não tenham sido misturados com açúcar ou impregnados com gordura, sal, aditivos ou conservantes químicos.

Este livro apresenta "o modo como Jesus comia".

Se você quer de fato seguir Jesus em todas as áreas de sua vida, não pode ignorar os hábitos alimentares adotados por ele. Esta é uma área em que você pode segui-lo diariamente e colher grandes recompensas. Seguir Jesus em sua dieta requer um compromisso de mudança, o compromisso de sermos tudo aquilo para o que Deus nos criou e o compromisso de entregar nossos desejos aos ensinamentos de Deus. Em troca, Deus irá honrar essa decisão, dando-nos mais energia, melhor saúde e uma sensação maior de bem-estar.

Você quer seguir o exemplo de Jesus e comer como ele comia? Então vire a página e vamos começar.

Capítulo Um

Investigue sempre o que você come

Talvez o passo mais importante para aprender a seguir o exemplo de Jesus e comer como ele comia possa ser resumido em duas perguntas.

Faça a si mesmo estas duas perguntas-chave a respeito de tudo o que você comer hoje:

1. Por que devo comer isto?
2. Jesus comeria isto?

Se você fizer estas duas perguntas em relação a cada bocado de comida que introduz em seu organismo, e se as responder honestamente, será forçado a se defrontar com duas verdades fundamentais sobre seu modo de vida:

Verdade 1 — A maior parte daquilo que comemos resulta de escolhas mal fundamentadas, equivocadas e quase sempre inconscientes.

VERDADE 2 — A maior parte do que comemos em um dia pode não ser o que Jesus comeria se estivesse em nosso lugar.

Desafio você a examinar seriamente os motivos que o levam a comer o que come.

A ORIGEM DAS NOSSAS PREFERÊNCIAS ALIMENTARES

Nossa memória tende a trabalhar contra nós quando se trata de escolher nossa alimentação com sabedoria.

As preferências de uma pessoa se formam de fato durante os primeiros quatro ou cinco anos de vida. Em outras palavras, o que papai e mamãe nos dão de comer quando somos criancinhas será provavelmente o que preferiremos pelo resto da nossa vida. Em geral, gostamos que nossa comida tenha a cor, a textura, o cheiro e o sabor das comidas que comíamos na infância. É possível que associemos subconscientemente aquelas comidas à alegria, a uma época despreocupada em que nos sentíamos seguros e tínhamos poucas inquietações.

Na idade adulta, as pessoas relembram o aroma ou o sabor do bolo, do sorvete, das barras de chocolate, pizzas, hambúrgueres, cachorros-quentes e outras coisas que comiam habitualmente quando crianças. E podem ser irresistivelmente atraídas para essas coisas quando o cheiro delas está no ar. Basta dar uma olhada nas comidas oferecidas nas feiras de produtores e nas pessoas que enfrentam longas filas para comprá-las.

Comemos principalmente por uma questão de hábito. E muitos dos nossos hábitos relacionados à comida são maus hábitos.

Temos o mau hábito de comer alimentos altamente processados

Nós dizemos que eles são "alimentos práticos". Mas praticamente todos os "alimentos práticos" são altamente processados.

Aproximadamente dez mil novos alimentos processados são introduzidos a cada ano nos Estados Unidos. Cerca de nove em cada dez desses novos produtos alimentícios fracassam — não porque são inferiores do ponto de vista nutritivo, mas porque lhes faltou uma campanha publicitária bem-sucedida.[1] Em outras palavras, provavelmente comeríamos ainda mais alimentos altamente processados se o que soubéssemos sobre eles nos despertasse a vontade de experimentá-los.

Como médico, tenho uma forte convicção de que a alimentação *fast-food* e sua dependência de alimentos processados são a principal razão da epidemia de doenças graves e difundidas que vemos hoje em nossa sociedade. Essas condições adversas para a saúde incluem a lista das "quinze mais": obesidade, doenças cardiovasculares, câncer, diabetes, hipertensão, colesterol alto, distúrbios de atenção, refluxo gastroesofágico, doença da vesícula biliar, diverticulose, diverticulite, artrite, síndrome de fadiga crônica, fibromialgia e alergias. Quase todas as demais doenças degenerativas podem ser incluídas nessa lista. É difícil encontrar uma família que não tenha casos de uma ou mais dessas doenças. Também é difícil encontrar uma família que não consuma uma quantidade significativa de *fast-food* ou um alto percentual de alimentos processados. Como médico não vejo isso como uma simples coincidência.

Os americanos provavelmente são o povo mais superalimentado do mundo, e também o mais subnutrido: os três alimentos mais consumidos nos EUA são pão branco, café e cachorro-quente.[2] As estatísticas mostram que aproximadamente metade de todos os americanos que estão vivos hoje morrerá de doenças cardiovasculares e que cerca de uma terça parte deles desenvolverá câncer em algum estágio de sua vida.

No Brasil, o consumo excessivo de gorduras e carboidratos segue o mesmo padrão, com grandes quantidades de alimentos com "calorias vazias" — alimentos volumosos mas sem um valor nutricional genuíno para o corpo humano. Esses alimentos vão de batatas fritas a refrigerantes, do pão branco a biscoitos, de cereais muito açucarados a margarina — para citar apenas alguns dos principais representantes dessa categoria.

Mas então, o que há de errado com a *fast-food* e com os alimentos processados? Seu consumo leva a uma dieta com excesso de açúcar e sal, excesso dos tipos nocivos de gordura, excesso de aditivos. Quando esses alimentos são combinados a uma percentagem excessiva e inadequada de carnes e laticínios, a saúde fica comprometida.

No mundo da medicina, nós constatamos o problema não só nos boletins laboratoriais e patológicos que lemos, mas ao vivo, diariamente, nas pessoas que atendemos em nossas clínicas e consultórios. Vemos um número crescente de adultos com peso bem acima do normal ou com obesidade mórbida. O excesso de peso já atingiu 38,8 milhões de brasileiros adultos (40,6%), dos quais 10,5 milhões são considerados obesos. Por ano, 80 mil morrem de enfermidades decorrentes da obesidade, como diabetes do tipo 2, um mal diretamente relacionado aos hábitos alimentares.

Você sabe que nos Estados Unidos tanto as companhias de aviação quanto os estádios esportivos estão planejando instalar assentos maiores nos aviões e nas arquibancadas simplesmente porque aumentou o número de usuários com excesso de peso?

As cadeias de *fast-food* norte-americanas proliferaram em todo o globo terrestre. E, quanto maior o número de cadeias de *fast-food* e de franquias em outros países, maior a percentagem de obesos no mundo. Entre 1984 e 1993, o número de restaurantes de *fast-food* na Inglaterra quase dobrou, e também a incidência de obesidade.[3] Na China, o número de adolescentes com excesso de peso quase triplicou na última década.

Na mesma década, alimentos ocidentais que foram introduzidos ali passaram a ser consumidos em grandes quantidades. No Japão, os jovens e muitos adultos parecem estar abandonando a dieta tradicional japonesa de vegetais, produtos à base de soja, peixe e arroz integral e adotando uma dieta ocidentalizada. Resultado: a taxa de obesidade entre as crianças japonesas duplicou.[4]

Os alimentos com "calorias vazias" são perigosos não só porque deixam de nutrir o corpo, mas também por retirar dele nutrientes essenciais.

Muitas vezes o desejo por determinados alimentos pode ser sinal da carência de um nutriente. Por exemplo, o açúcar comum e muitos alimentos processados são deficientes em vitamina B. Todos os alimentos que contêm carboidratos de cereais integrais em seu estado natural possuem, inerentemente, quantidades significativas de vitamina B. Quando consumimos alimentos processados dos quais a vitamina B foi retirada no processo de produção e quando consumimos grandes quantidades de açúcar, em geral ficamos com deficiência de vitamina B. Como necessitamos da vitamina B, se não a ingerimos em quantidade adequada, tendemos a ansiar cada vez mais pelos carboidratos, na esperança de que eles supram os nutrientes necessários.

Temos o mau hábito de comer açúcar e outros adoçantes em excesso

No Brasil, o consumo per capita anual de açúcar despencou de cerca de 16 quilos, em 1988, para pouco mais de 8 quilos, em 2003. A quantidade de sacarose, ou açúcar branco de mesa, está atualmente em queda, mas o consumo de outros adoçantes, tais como xarope de milho com adição artificial de frutose, vem aumentando consideravelmente. Além desse xarope, presente em muitos refrigerantes, os ingredientes em geral vistos nos rótulos dos alimentos processados e dos alimentos doces são frutose, glucose, dextrose, xarope de milho, sacarose, malte de cevada, açúcar de beterraba, açúcar de arroz e mel. Os álcoois de açúcar, que têm um sabor doce mas não são metabolizados tão facilmente quanto o açúcar, incluem sorbitol, manitol e xilitol. Muitas vezes esses álcoois de açúcar estão associados aos gases intestinais, produzindo cólicas abdominais e diarréia.

Os adoçantes, inclusive os químicos como ciclamato, sacarina e aspartame, costumam ser adicionados a produtos, especialmente àqueles rotulados como "isentos de açúcar".

O aspartame é de longe o mais popular adoçante artificial do mundo. Ele adoça quase 200 vezes mais do que o açúcar refinado quando usado na mesma quantidade. O aspartame contém dois aminoácidos: fenilalanina e ácido aspártico, assim como metanol. No corpo humano, esses elementos produzem substâncias idênticas em composição ao álcool da madeira e ao formaldeído, ou formol (sim, o líquido usado para embalsamar cadáveres). O aspartame vem sendo associado a dores de cabeça, tonteira, mudanças comportamentais, problemas de sono, problemas visuais, alterações de humor, insônia, zumbido nos ouvidos, confusão mental, anomalias cerebrais e anomalias congênitas. Não é recomendável para mulheres grávidas ou que estejam amamentando, ou para crianças com menos de seis meses de idade.[5]

A sacarina é outro adoçante artificial em uso há mais de cem anos. É entre trezentas a setecentas vezes mais doce que a sacarose. Costuma deixar na boca um travo amargo. Doses elevadas de sacarina têm sido associadas a câncer na bexiga em animais de laboratório.

O mais novo adoçante artificial no mercado é a sucralose, vendida no mercado americano com o nome comercial de Splenda. A sucralose é produzida pela clorificação da sacarose. Não existem pesquisas sobre os efeitos de longo prazo da sucralose. Em seres humanos, de acordo com a publicação *The Medical Letter on Drugs and Therapeutics*, "sua segurança a longo prazo é desconhecida". O uso da sucralose ainda não foi aprovado pela maioria dos países europeus, onde ainda está sendo examinado, mas é distribuída amplamente nos Estados Unidos. Pesquisas com ratos, camundongos e coelhos de laboratório mostraram que a sucralose pode causar inúmeros problemas: até 40% de encolhimento da glândula timo, aumento do fígado e do pâncreas, atrofia dos folículos linfáticos no baço e no timo, aumento do peso cecal, redução da taxa de crescimento, menor produção de células vermelhas no sangue, hiperplasia da pélvis, extensão do período de gravidez, aborto espontâneo, redução dos pesos do corpo do feto e da placenta e diarréia.[6]

Praticamente todos esses adoçantes químicos, e em especial o aspartame, mostraram tendências adicionais. Muitos estudos de casos publicados relataram que o consumo de bebidas dietéticas leva a doses cada vez maiores. Uma ironia associada com esses adoçantes é que eles também tendem a ser relacionados a um consumo maior de açúcar. Já foi comprovado que o aspartame, especialmente, aumenta a ânsia por açúcar.

Nós ingerimos aditivos demais com a nossa comida

Uma informação comumente constante dos rótulos dos alimentos processados é que o produto foi enriquecido com a adição de vitaminas ou de minerais. Essas vitaminas e minerais raramente estão presentes numa forma que possa ser utilizada com facilidade pelo organismo humano.

O que de fato é adicionado aos alimentos processados? Açúcares e outros adoçantes são adicionados para melhorar o sabor e, em alguns casos, para que as pessoas se viciem naquela comida. Os adoçantes estão entre os aditivos alimentares mais comuns e que são consumidos em maior quantidade. O grosso desses adoçantes é usado na produção de bolos, tortas, refrigerantes e cereais matinais.

Os aromatizantes são acrescentados para melhorar o cheiro e o sabor e até, em alguns casos, para criar o sabor. Por exemplo, a maioria dos produtos identificados como de "morango" na verdade não contém nada de morango! Mais de dois mil aromatizantes diferentes estão disponíveis no mercado hoje — mais de mil e quinhentos são sintéticos, e aproximadamente quinhentos são naturais.

Colorantes são adicionados para criar um visual mais atraente.

Em muitos casos, sal e gorduras hidrogenadas são adicionadas para melhorar a textura e o sabor. Isso se aplica sobretudo a produtos que dizem em seus rótulos "açúcar reduzido" ou "sem açúcar". Na grande maioria dos casos, os alimentos processados que exibem esses rótulos não têm absolutamente menos calorias — o açúcar simplesmente foi substituído por uma quantidade maior de gordura.

Os conservantes são adicionados para prolongar a vida do produto na prateleira.

De fato, mais de três mil aditivos diferentes fazem parte da nossa alimentação rotineira.

Não preciso dizer que Jesus não comia alimentos processados, açúcar em excesso nem aditivos alimentares. O que ele comia era uma dieta baseada em princípios bíblicos que tinham seu foco na saúde e na integridade do corpo físico. Estou cem porcento convencido de que, caso as leis dietéticas da Bíblia fossem promulgadas por Deus hoje, haveria uma etiqueta dizendo "não comerás" colada aos alimentos processados ricos em açúcar, gordura hidrogenada, sal ou aditivos.

Um plano alimentar baseado na lei levítica

Os alimentos que Jesus comia se baseavam na lei levítica, a lei que foi dada aos israelitas por Deus através de Moisés. Os alimentos que Jesus comia em concordância com a lei proporcionavam-lhe as matérias-primas necessárias a um corpo saudável e a uma mente saudável. Ele vivia e caminhava em divina saúde. A boa nova para nós é esta: os antigos segredos dietéticos associados ao modo de vida de Jesus podem nos garantir uma saúde melhor hoje!

"Mas", você dirá, "eu não vivo sob a lei! Eu vivo sob a graça!"

Permita-me responder deste modo: Deus está lhe dando hoje a graça de aprender sobre a sua lei e de viver em conformidade com ela. A lei que Jesus cumpriu inteiramente em sua própria vida e em sua morte tinha a ver com a nossa reparação espiritual. Não precisamos mais sacrificar animais ou derramar sangue para receber o perdão dos nossos pecados. Jesus sacrificou-se na cruz por nossos pecados. Quando aceitamos esse sacrifício, nós nos libertamos da sujeição ao pecado em nossa vida e somos autorizados por Deus a entrar num novo relacionamento com ele, a viver uma nova vida.

Aceitar Jesus como nosso Senhor e Salvador, contudo, não nos "liberta" da obediência aos Dez Mandamentos. Ao contrário, somos habilitados a querer segui-los e a de fato segui-los! O mesmo é verdade para outras leis do Antigo Testamento que não se relacionam diretamente com a nossa salvação espiritual. Aceitar Jesus nos habilita a querer seguir essas leis e a de fato segui-las. O apóstolo Paulo deixou bem claro em suas cartas que não fomos libertados da lei para continuar a pecar; fomos libertados por Cristo para nos afastarmos do pecado.

Costumo encontrar cristãos que sabem muito pouco acerca do que a lei levítica diz sobre comida. Eles não encaram as leis dietéticas da Bíblia como aplicáveis aos nossos dias, embora aceitem as leis morais da Bíblia como aplicáveis.

A lei levítica relacionada à alimentação já aparece no primeiro capítulo da Bíblia.

O PLANO INICIAL DE DEUS PARA NOSSA SAÚDE

O plano inicial de Deus para o homem era que ele fosse vegetariano. No primeiro capítulo da Bíblia, lemos: "Eis que lhes dou todas as plantas que nascem em toda a terra e produzem sementes, e todas as árvores que dão fruto com sementes. Elas servirão de alimento para vocês" (Gênesis 1:29).

Além disso, o plano inicial de Deus para cada criatura vivente era que fosse um herbívoro. Também lemos no Gênesis: "E dou todos os vegetais como alimento a tudo o que tem em si fôlego de vida: a todos os grandes animais da terra, a todos as aves do céu e a todas as criaturas que se movem rente ao chão" (Gênesis 1:30).

Aqueles que viveram durante esse período vegetariano — de Adão até Noé — viveram vidas longas. Adão viveu 930 anos, Sete 912 anos, Enoque 905 anos, Jarede 962 anos e Matusalém 969 anos, a maior longevidade registrada na Bíblia.

Depois do Dilúvio, as pessoas passaram a viver períodos de tempo muito mais curtos. Abraão viveu 175 anos e Moisés 120. Certamente a expectativa de vida atual de cerca de 75 anos é ainda muito mais baixa.

Há uma série de especulações sobre o motivo pelo qual os homens viviam até uma idade tão avançada no período vegetariano. Alguns especulam que havia muito mais oxigênio na Terra nos tempos anteriores ao Dilúvio — a cada vez que esses ancestrais inspiravam, recebiam provavelmente muito mais oxigênio do que nós, mesmo inspirando profundamente, podemos obter hoje. Alguns especulam que existia uma barreira de umidade em torno da Terra, o que resultava numa pressão barométrica mais elevada. Este ambiente seria ideal para o crescimento das plantas e dos homens. Há também especulações de que o mundo antes do Dilúvio tinha uma vegetação extremamente rica em nutrientes. Quem viveu da época de Adão até a época de Noé pode muito bem ter tido acesso a frutas e vegetais muito mais ricos em vitaminas, minerais e fitonutrientes.

A mudança após o Dilúvio também incluiu a introdução da carne na dieta humana — um fator que pode estar ligado ao declínio do tempo de vida. Quando as águas baixaram e Noé e sua família puderam descer da arca, Noé construiu um altar para o Senhor e fez oferendas queimando aves e animais puros. O Senhor respondeu prometendo nunca mais amaldiçoar a terra com um dilúvio. Ele abençoou Noé e seus filhos, e lhes disse:

> Sejam férteis, multipliquem-se e encham a terra. Todos os animais da terra tremerão de medo diante de vocês: os animais selvagens, as aves do céu, as criaturas que se movem rente ao chão e os peixes do mar; eles estão entregues em suas mãos. Tudo o que vive e se move servirá de alimento para vocês. Assim como lhes dei os vegetais, agora lhes dou todas as coisas. Mas não comam carne com sangue, que é vida (Gênesis 9:1-4).

Deus não restringiu Noé e as gerações subseqüentes a carnes simplesmente "puras", mas indicou que todas as coisas que se moviam podiam ser consideradas carne. Certamente havia um aspecto de ordem prática em tudo isso. Os animais saíram da arca e estavam disponíveis para Noé e sua família. Contudo, as plantas ainda precisavam ser cultivadas e, no caso da vinha e das árvores frutíferas, poderiam se passar anos antes que as frutas estivessem disponíveis.

Fomos criados para ser onívoros

O homem, desde os tempos da criação, sempre foi um onívoro, capaz de se alimentar tanto de plantas quanto de animais. Contudo, a nossa anatomia foi planejada de tal modo que estamos melhor equipados para consumir mais produtos vegetais do que produtos animais.

Os seres humanos têm vinte dentes molares, que são usados para esmagar e triturar alimentos vegetais. Temos oito incisivos frontais, que são usados para morder frutas e vegetais. Apenas quatro dos nossos dentes, os caninos, são desenhados para comer carne. Nossas mandíbulas se movem vertical e horizontalmente para rasgar e esmagar nossa comida — um verdadeiro carnívoro só move os maxilares verticalmente.

O trato intestinal humano é cerca de quatro vezes mais comprido do que a estatura de uma pessoa, o que favorece a ingestão de alimentos vegetais. O trato intestinal de um verdadeiro carnívoro é muito mais curto, medindo apenas duas ou três vezes mais que o comprimento do seu corpo. O estômago de um carnívoro tem até quatro vezes a quantidade de ácido clorídrico de que o estômago de um herbívoro. Por isso os carnívoros são mais aptos a digerir carne mais depressa e a eliminar os resíduos mais rapidamente através de um trato intestinal mais curto.

Os primatas não humanos — como macacos, gorilas e chimpanzés — são onívoros. Eles comem basicamente frutas e vegetais, e só muito raramente consomem pequenos animais, ovos e lagartos. O gorila supre apenas cerca de 1 porcento de suas calorias totais com alimentos de origem animal, e o orangotango supre cerca de 2 porcento de suas calorias com tais produtos. Nós, humanos, tendemos a suprir mais de 50 porcento das nossas calorias com alimentos de origem animal. Nesse terreno, devíamos aprender com os macacos![7]

Nossas mãos são semelhantes às dos macacos e se destinam basicamente a segurar alimentos como frutos, vegetais, sementes, folhas e grãos. Não temos garras para dilacerar carne.

Nossa saliva é alcalina e contém ptialina, que nos ajuda a digerir carboidratos. A saliva dos carnívoros é acidífera.

Os carnívoros têm também rins e fígados maiores que os dos seres humanos, que lhes permite administrar a quantidade excessiva de ácido úrico e os resíduos nitrogenosos de uma dieta à base de alimentos de origem animal. O fígado de um carnívoro secreta quantidades muito maiores de bile, para que ele possa decompor uma dieta de carne muito gordurosa.

Nosso corpo simplesmente não foi criado para se adaptar a uma dieta rica em carne e em gorduras da carne.

Devemos também admitir que a carne que nossos ancestrais comiam era carne selvagem, que quase sempre tem um teor baixo de gordura. O teor de gordura da carne de caça é de cerca de 4 porcento, enquanto o bife doméstico, que vem de um animal alimentado basicamente com milho, tem um teor de 30 porcento ou mais. A carne de caça também contém mais gorduras naturais poliinsaturadas e ácidos graxos essenciais ômega-3 que promovem a saúde humana.

Por que precisamos de leis alimentares?

Foi só quando Moisés entrou em cena, mais de mil anos depois da época de Noé, que Deus deu instruções alimentares com relação aos animais próprios e impróprios para consumo humano. Essas leis estão definidas claramente em Levítico 11 e Deuteronômio 14.

Aparentemente, os animais dos séculos anteriores à época de Moisés não tinham doenças perigosas para o homem. Mas, na época dos israelitas, o nível de poluição e doença na Terra havia chegado a um ponto em que os animais de certos tipos tornaram-se veículos de bactérias, parasitas, vírus e toxinas nocivas à espécie humana.

UMA RECAPITULAÇÃO SUCINTA DAS LEIS DIETÉTICAS JUDAICAS

Muitas pessoas parecem pensar que grande parte da Lei de Moisés é dedicada às regras dietéticas. Mas apenas dois capítulos e alguns versículos adicionais e esporádicos — menos de 150 ao todo — tratam dessa questão, e muitos desses versículos repetem a mesma coisa. Vamos rever rapidamente o que Deus ordenou.

ANIMAIS PUROS E IMPUROS

Os israelitas tinham permissão de comer animais que tivessem cascos fendidos ou divididos e que ruminassem. Lemos nos versículos de abertura de Levítico 11:

> Disse o SENHOR a Moisés e a Arão: "Digam aos israelitas: De todos os animais que vivem na terra, estes são os que vocês poderão comer: qualquer animal que tem casco fendido e dividido em duas unhas, e que rumina. Vocês não poderão comer aqueles que só ruminam nem os que só têm o casco fendido. O camelo, embora rumine, não tem casco fendido; considerem-no impuro. O coelho, embora rumine, não tem casco fendido; é impuro para vocês. A lebre, embora rumine, não tem casco fendido; considerem-na impura. E o porco, embora tenha casco fendido e dividido em duas unhas, não rumina; considerem-no impuro. Vocês não comerão a carne desses animais nem tocarão em seus cadáveres; considerem-nos impuros".

As duas principais características identificadas aqui são que um animal puro tem cascos fendidos e é ruminante. Um casco fendido é um casco dividido ou partido.

Animais cujo alimento passa do estômago para a boca para uma nova mastigação são conhecidos como *ruminantes*. O estômago de um ruminante consiste de quatro câmaras. O alimento entra no rúmen, onde a digestão começa. Então passa para o retículo, para mais uma digestão, e expulsão para cima. O alimento volta então para uma câmara chamada omaso, e finalmente para o abomaso, onde passa para o duodeno e o intestino. Essas quatro câmaras do estômago são semelhantes a uma máquina de lavar com quatro ciclos de lavagem e enxágüe. Por terem essas quatro câmaras, os ruminantes eliminam bactérias, toxinas, parasitas e outros perigos que de outro modo poderiam permanecer como parte da carne do animal.

Animais que têm cascos fendidos mas não são ruminantes eram proibidos — o que incluía coelhos e porcos. Os cavalos não eram comuns entre os israelitas nos tempos bíblicos, e esta é provavelmente uma das principais razões para não terem sido mencionados pelo nome. Cavalos também são impuros de acordo com essa descrição porque, embora ruminem, não têm cascos fendidos. Uma série de estudos mostrou que a carne de cavalo freqüentemente contém parasitas, vírus e bactérias. Algumas doenças se associam comumente ao consumo de carne de cavalo nos lugares onde ela faz parte da dieta habitual.

De acordo com a definição da Bíblia, animais puros incluem gado bovino, carneiros e cabras. Em Deuteronômio 14:4-5, os animais são mencionados especificamente: "São estes os animais que vocês podem comer: o boi, a ovelha, o bode, o veado, a gazela, a corça, o bode montês, o antílope, o bode selvagem e a ovelha montês".

Leis adicionais relativas aos animais são mencionadas:

Animais chamados de "seres rastejantes" são proibidos ao consumo. A Bíblia descreve esses animais como "a doninha, o rato, qualquer espécie de lagarto grande, a lagartixa,o lagarto-pintado, o lagarto, o lagarto da areia e o camaleão" (Levítico 11:29-30). Francamente, não conheço ninguém que desejasse comer esses animais! (O mesmo vale para todo "voador" que "anda sobre quatro pés", animais proibidos em Levítico 11:20).

Um animal deve ser morto especialmente para consumo. Um animal não deve ser comido se morrer de morte natural ou se morrer de qualquer outra maneira que não seja uma morte intencional. Deuteronômio 14:21 diz: "Não comam nada que encontrarem morto. Vocês poderão dá-lo a um estrangeiro residente de qualquer cidade de vocês, e ele poderá comê-lo, ou vocês poderão vendê-lo a outros estrangeiros".

Um animal jovem não deve ser cozido no leite de sua mãe. Deuteronômio 14:21 diz: "Não cozinhem o cabrito no leite da própria mãe".

Um animal deve ter seu sangue drenado antes de sua carne ser consumida. As estipulações referentes ao sangue estão em Deuteronômio 12. Eis alguns versículos extraídos dessa passagem:

> No entanto, vocês poderão abater os seus animais em qualquer das suas cidades e comer quanta carne desejarem, como se fosse carne de gazela ou de veado, de acordo com a bênção que o SENHOR, o seu Deus, lhes der. Tanto quem estiver cerimonialmente impuro quanto quem estiver puro poderá comê-la. Mas não poderão comer o sangue: derramem-no no chão como se fosse água. (vv. 15-16)

Uma recomendação semelhante foi dada com relação aos animais domésticos:

> Vocês poderão abater animais de todos os rebanhos que o SENHOR lhes der, conforme lhes ordenei... Mas não comam o sangue, porque o sangue é a vida, e vocês não poderão comer a vida com o sangue. Vocês não comerão o sangue; derramem-no no chão como se fosse água. (vv. 21-24)

Toda a gordura animal deve ser queimada, não consumida. Por "gordura animal" refiro-me à gordura que pode ser aparada de um pedaço de carne, não à gordura que está naturalmente entremeada na própria carne. Em geral é a gordura que está imediatamente sob a pele do animal, e no caso de aves inclui a pele. Levítico 3:16 nos diz: "Toda gordura será do SENHOR".

O que podemos concluir dessas leis alimentares básicas com relação à dieta de Jesus?

Primeiro, podemos concluir que Jesus comia muitos frutos e vegetais. De fato, sua dieta provavelmente era rica tanto em cereais integrais quanto em vegetais e frutas em estado natural.

Segundo, podemos concluir que Jesus comia apenas carne pura, aves e peixe. Também podemos concluir, a partir de uma visão lógica da história de sua época, que ele comia essas carnes puras na proporção em que elas existiam naquela época.

Os peixes eram abundantes, e Jesus certamente tinha no peixe a sua principal fonte de carne. As aves também eram abundantes, e devem ter sido a segunda carne na dieta de Jesus. Carne — na forma de carne de vaca, carneiro e cabra — era menos freqüente e, portanto, seria a carne menos presente em sua dieta.

Terceiro, podemos concluir que Jesus comia somente animais que haviam sido mortos de acordo com os métodos bíblicos, que não comia animais jovens cozidos no leite da sua mãe, não comia o sangue nem a gordura do animal.

Esses princípios dietéticos não são difíceis de seguir. Entretanto, são leis que a maioria de nós não segue.(Vamos explorar essa questão nos capítulos seguintes).

RESPOSTAS A NOSSAS QUESTÕES-CHAVE

Vamos voltar ao começo deste capítulo e tentar responder a nossas duas questões principais.

1. *Por que devo comer isto?* Cada um de nós deve reexaminar o motivo pelo qual escolhemos comer aquilo que comemos. Em lugar de continuar com nossos hábitos inconscientes e irracionais, devemos ser deliberados e racionais a respeito daquilo que escolhemos botar dentro dos nossos corpos. Devemos dar uma olhada fria e severa nos maus hábitos em que incorremos, e escolher mudar quando nos encontramos em erro.

2. *Jesus comeria isto?* Devemos fazer esta pergunta com freqüência. Jesus certamente não comia comida processada, alimentos com muito açúcar, muita gordura, pouca fibra. Ele comia frutas e vegetais naturais em grande quantidade, pão de cereais integrais, peixe, um pouco de carne kosher e alguns derivados de leite.

Se você fizer apenas essas duas perguntas a respeito do que come, respondendo-as com sinceridade e isenção, já estará no caminho para seguir o exemplo de Jesus em seus hábitos alimentares.

Capítulo Dois

O alimento que Jesus comia com mais freqüência

Quando eu chegar ao céu, uma das primeiras cem perguntas que farei a Deus é esta: Como era o gosto e a aparência do maná? Se possível, vou até pedir para provar! O maná é um desses alimentos misteriosos que eu gostaria de submeter a uma análise médica e científica. Mas não tenho dúvidas de que o maná era o que a Bíblia diz que era: pão celestial.

Quando Moisés conduziu os filhos de Israel para fora do Egito, para chegar a Canaã, a terra que lhes fora prometida por Deus, eles se defrontaram com tremendas dificuldades para atravessar a península do Sinai. Esta é uma região traiçoeira até hoje. É uma região de dunas de areia, altos platôs de pedra calcária e montanhas de granito, algumas destas com oito mil pés, ou cerca de 2.400 metros, acima do nível do mar. É um deserto ermo, praticamente sem água, uma terra onde não nascem frutos, vegetais ou cereais.

As pessoas eram abastecidas de comida de modo sobrenatural, sob a forma do maná. Durante quarenta anos o maná foi o sustento básico dos israelitas.

Deus disse a Moisés: "Eu lhes farei chover pão do céu. O povo sairá e recolherá diariamente a porção necessária para aquele dia" (Êxodo, 16:4). A quantidade certa a ser colhida foi determinada como um *omer*.

Depois Moisés disse às pessoas que elas deviam lembrar que:

> Assim, ele os humilhou e os deixou passar fome. Mas depois os sustentou com maná, que nem vocês nem os seus antepassados conheciam, para mostrar-lhes que nem só de pão viverá o homem, mas de toda palavra que procede da boca do SENHOR (Deuteronômio 8:3).

O maná era um alimento desconhecido para os israelitas. Na verdade, o maná tornou-se o nome daquela substância porque, quando a viram pela primeira vez, os israelitas perguntaram "O que é isto?". A expressão para "o que é isto?" em hebraico é *manna*. Eles acharam a substância parecida com sementes pequenas e redondas de coentro, tão finas como a geada. Tinha a cor do bdélio — uma cor branca perolada. As pessoas podiam cozinhá-lo como a um cereal, moendo-o primeiro ou socando-o com um pilão, para então cozinhá-lo em panelas ou fazer bolos com ele. Tinha o sabor de "bolo amassado com azeite de oliva" ou de "bolo de mel" (Números 11:8; Êxodo 16:31).

Quando o orvalho descia sobre o acampamento à noite, o maná surgia e cobria o chão todas as manhãs. Era fornecido em quantidade suficiente para que cada um pudesse colher um *omer* dele, o que equivalia a 2,2 litros. O que sobrasse se derretia sob o calor do sol do deserto.

O maná tinha uma qualidade interessante. Devia ser colhido diariamente e não podia ser guardado de um dia para outro, exceto na véspera do sábado. No sexto dia, as pessoas podiam colher dois *omers* de maná. Deus aparentemente fornecia uma porção dupla. Em qualquer outro dia da semana, o maná que fosse guardado de véspera criava vermes e passava a cheirar mal — mas não no sábado. Certamente este é um dos maiores milagres relacionados à comida de todos os tempos! (Veja Êxodo 16:15-36).

Quando Jesus ensina seus discípulos a orar "dá-nos hoje o nosso pão de cada dia", parece estar fazendo uma referência direta à provisão de maná (Mateus 6:11). Na época de Jesus, os pães eram feitos com farinha grossa de cereais integrais e eram mais escuros e pesados que os pães que temos hoje. Por serem feitos com grãos integrais, entre eles farelo e germe de trigo, tinham uma concentração muito mais alta de óleos poliinsaturados de ocorrência natural. Assim como o maná se deterioraria de um dia para outro, o pão integral dos dias de Jesus, com seu alto conteúdo de óleo natural, provavelmente ficaria rançoso e bolorento se não fosse consumido a cada dia. Comer um pão integral fresco por dia era, e ainda é, uma forma saudável de viver!

Ao longo de quarenta anos o maná foi o núcleo da dieta dos israelitas. Devia ser altamente nutritivo para sustentar tanta gente por tanto tempo. Devia possuir exatamente o equilíbrio correto de proteína, carboidratos, gorduras, vitaminas e minerais. A promessa de Deus ao povo fora: "Não trarei sobre vocês nenhuma das doenças que eu trouxe sobre os egípcios" (Êxodo 15:26). A providência que tomou para cumprir essa promessa foi através do maná.

Durante sua viagem através daquele deserto árido, como as pessoas devem ter ansiado pelo cumprimento da promessa que Deus lhes fez — a promessa de "terra de trigo e cevada, videiras e figueiras, de romãzeiras, azeite de oliva e mel; terra onde não faltará pão e onde não terão falta de nada" (Deuteronômio 8:8-9).

Jesus sabia o que era viver num deserto como aquele que os israelitas tinham atravessado. Em Mateus 4 lemos que Jesus foi conduzido pelo Espírito para uma região desértica onde foi tentado pelo demônio. Ele permaneceu naquele deserto — uma terra solitária, desabitada, desolada — por quarenta dias e quarenta noites, jejuando o tempo todo. A Escritura nos conta que depois disso ele estava faminto (veja Mateus 4:1-2).

Enquanto ficou no deserto, Jesus teve três importantes encontros com Satanás, e a cada vez Satanás chegou com uma tentação. A primeira tentação foi esta: "Se és o Filho de Deus, manda que estas pedras se transformem em pães". Jesus respondeu: "Nem só de pão viverá o homem, mas de toda palavra que procede da boca de Deus" (Mateus 4:3-4).

Vejam: Jesus estava em jejum, faminto. Não espanta que o demônio viesse tentar Jesus com o alimento pelo qual ele mais ansiava para saciar a fome, o alimento que era a base da sua dieta: pão.

A resposta de Jesus ao diabo foi uma citação direta de Deuteronômio 8:3, o versículo em que Moisés lembra aos israelitas o motivo pelo qual Deus lhes deu o maná. A tentação visava a mais imediata necessidade física de Jesus, a necessidade de comida para sua sobrevivência física. Mas a resposta de Jesus destacava a mais básica das questões espirituais: Ele deveria escolher viver de acordo com seus impulsos e necessidades naturais, ou viver de acordo com os princípios espirituais?

O PÃO E O REI DAVI

O maior rei de Israel, o rei Davi, consumia pão regularmente. De fato, mais referências são feitas diretamente ao pão e aos cereais integrais na vida do rei Davi do que na vida de qualquer outro personagem da Bíblia.

Quando Davi era criança, seu pai, Jessé, disse-lhe para levar um efa de milho seco e dez formas de pão para o acampamento de seus irmãos. Esses suprimentos deviam sustentar seus irmãos que estavam no exército de Saul, acampado perto do Vale de Elá, diante do exército dos filisteus, liderado por um gigante chamado Golias. Um efa de milho seco consistia de cerca de 35 litros de grão.

O milho dos tempos bíblicos não era como o milho que conhecemos hoje. O milho é nativo da América, onde há três mil anos os índios já o cultivavam. Quando a Bíblia fala de milho, é a um outro tipo de cereal ou grão que se refere. Mesmo na antiga Inglaterra, o termo *corn* (milho) refere-se ao trigo, enquanto na Escócia e na Irlanda refere-se à aveia. No caso de Davi, os grãos que levava para seus irmãos eram provavelmente grãos de trigo secos, que podiam ser mastigados diretamente.

Antes de se tornar rei, Davi passou dez anos de sua vida fugindo do rei Saul, que desejava matá-lo. Davi e seus soldados se mantinham fornecendo segurança aos agricultores cujos rebanhos pastavam nas áreas próximas às cavernas e desfiladeiros onde Davi e seus soldados se escondiam. Nabal era um dos protegidos por Davi. Em 1 Samuel 25, Davi manda dez de seus soldados a Nabal para receber pagamento em comida pelos serviços de segurança que lhe prestara. Mas Nabal se recusou a pagar.

Quando a mulher de Nabal, Abigail, ouviu essa recusa, decidiu que ela mesma levaria o pagamento em comida a Davi. Entre as provisões estavam duzentas formas de pão, duas garrafas de vinho, cinco ovelhas, cinco medidas de milho seco, cem cachos de uvas e dois bolos de figos (veja 1 Samuel 25:18). Deus, através dos serviços de Abigail, proveu Davi de pão.

Mais tarde em sua vida, Davi partiu de Jerusalém depois que seu filho Absalão tramou um golpe para derrubá-lo do trono. Ele e aqueles que lhe eram leais atravessaram o rio Jordão e chegaram a uma região do outro lado, oposto a Jericó. Os habitantes desse lugar levaram-lhe estas provisões: "leitos e bacias, vasilhas de barro e trigo, cevada e farinha, grãos e feijões secos, lentilhas e sementes secas, mel e coalhada, ovelhas e queijo do rebanho". E eles diziam: "O exército estava cansado, com fome e com sede no deserto"(2 Samuel, 17:28-29).

No Salmo 37:25, Davi escreveu: "Nunca vi o justo desamparado, nem seus filhos mendigando o pão". Davi sabia que isto era verdade por experiência própria.

A RELAÇÃO DE JESUS COM O PÃO

O pão desempenhou um importante papel na vida e nos ensinamentos de Jesus. Mas o pão na época de Jesus não era o pão que compramos nas padarias hoje. O pão era cozido sobre pedras grandes e chatas, nas quais a massa era esticada e enrolada até formar um círculo grande e chato (um modo similar de trabalhar a massa pode às vezes ser visto nos restaurantes tradicionais de pizza na Itália). O pão resultante era maior do que uma panqueca, porém fino como papel. O pão que hoje chamamos de pita, ou pão árabe, é uma versão moderna desses pães. Um a três deles eram comidos por pessoa em cada refeição.[1]

Jesus referiu-se ao pão em muitos dos seus ensinamentos. Eis alguns exemplos:

> Peçam, e lhes será dado; busquem, e encontrarão; batam, e a porta lhes será aberta. Pois todo o que pede, recebe; o que busca, encontra; e àquele que bate, a porta será aberta. Qual de vocês, se seu filho pedir pão, lhe dará uma pedra? Ou se pedir peixe, lhe dará uma cobra? Se vocês, apesar de serem maus, sabem dar boas coisas aos seus filhos, quanto mais o Pai de vocês, que está nos céus, dará coisas boas aos que lhe pedirem! (Mateus 7:7-11)

Jesus, sem dúvida, considerava o pão como uma boa dádiva.

> Eu sou o pão da vida. Os seus antepassados comeram o maná do deserto, mas morreram. Todavia, aqui está o pão que desce do céu, para que não morra quem dele comer. Eu sou o pão vivo que desceu do céu. Se alguém comer deste pão, viverá para sempre. Este pão é a minha carne, que eu darei pela vida do mundo (João 6:48-51).

Jesus sabia que o pão era a base da vida física do homem; da mesma maneira, só aqueles que aceitam Jesus como seu sacrifício expiatório e se alimentam com o Pão da Vida gozarão da vida eterna espiritual.

Jesus e a Festa do Pão Ázimo

Em várias ocasiões Jesus celebrou a Festa da Páscoa com seus discípulos. Essa festa era comemorada com o consumo de carneiro, ervas amargas e pão ázimo.

Pão ázimo é simplesmente um pão feito sem fermento. Fermento ou levedo fazem com que o pão cresça. O resultado final é um pão de maior volume que não pesa muito no estômago.

A Festa da Páscoa passou a ser comemorada quando os israelitas se preparavam para deixar o Egito. A ordem dada por Deus através de Moisés era para que o povo preparasse um cordeiro, um animal macho, de um ano e sem defeito, e o assassem no fogo para ser consumido em uma noite. Um cordeiro ou um cabrito devia ser consumido em cada unidade familiar — famílias pequenas tinham permissão para se juntar com o vizinho, de maneira que o carneiro inteiro assado fosse comido, incluindo a cabeça e as entranhas. O carneiro devia ser comido com pão sem fermento e ervas amargas. Para comê-lo, as pessoas deviam estar calçadas com sandálias, usar um cinturão e segurar um cajado em suas mãos; em outras palavras, a refeição era para ser comida às pressas, como se eles estivessem prontos para partir, esperando apenas um aviso (ver Êxodo, 12). O sangue do cordeiro morto era para ser aplicado com ramos de hissopo aos portais e lintéis da entrada da casa, para que o Anjo da Morte, que se movia pelo Egito naquela noite, "passasse sobre" (que é o significado da palavra *pessach*) as suas casas, e eles não sofreriam a perda do seu primogênito. E de fato foi o que aconteceu. O faraó, abatido com a morte de seu primogênito, praticamente baniu os israelitas da terra, depois de longos anos em que se recusara obstinadamente a deixá-los partir.[2]

Os israelitas levaram consigo duas fornadas de massa não levedada ao fugirem do Egito, "carregou nos ombros, nas amassadeiras embrulhadas em suas roupas" (Êxodo 12:34). A provisão que levavam quando viajaram para o Mar Vermelho e o cruzaram incluía pão não levedado preparado com essa massa.

Moisés também instruiu os israelitas para que eles cumprissem todos os anos uma dieta de sete dias, como recordação daquela noite em que foram libertados do Egito. Na verdade, o primeiro nome da Festa da Páscoa era Festa do Pão Ázimo (Êxodo 12:17). Os israelitas deviam comer pão ázimo durante sete dias como parte dessa festa, e no decorrer desses sete dias fariam uma consagração sagrada e não podiam trabalhar. Moisés disse que, quando seus filhos lhes perguntassem por que fazer essa festa, as pessoas deviam explicar: "É o sacrifício da Páscoa ao SENHOR, que passou sobre as casas dos israelitas no Egito e poupou nossas casas quando matou os egípcios" (Êxodo 12:27).

Jesus na Última Ceia

Na noite em que Jesus foi traído por Judas, ele e seus discípulos comeram juntos sua última ceia. Podemos ler um trecho da epístola do apóstolo Paulo aos Coríntios sobre aquela noite:

> Pois recebi do Senhor o que também lhes entreguei: Que o Senhor Jesus, na noite em que foi traído, tomou o pão e, tendo dado graças, partiu-o e disse: "Isto é o meu corpo, que é dado em favor de vocês; façam isto em memória de mim". Da mesma forma, depois da ceia ele tomou o cálice e disse: "Este cálice é a nova aliança no meu sangue; façam isso sempre em o beberem, em memória de mim" (1 Coríntios 11:23-25).

A refeição que Jesus e seus discípulos fizeram juntos foi a última refeição com pão ázimo antes da Festa da Páscoa. Jesus morreu no primeiro dia da Páscoa, cumprindo-se o significado do pão partido (seu corpo partido), do cordeiro morto (sendo ele o Cordeiro imolado desde a criação do mundo), e das ervas amargas (o sabor amargo associado à sua morte, assim como ao vinagre amargo que lhe foi oferecido quando estava na cruz). Essa noite anterior à refeição da Páscoa era a noite em que todo fermento era retirado da casa. Todos os utensílios eram lavados e escovados, todos os agentes da fermentação eram jogados fora, e até os pisos, paredes e tecidos da casa eram lavados. Da mesma forma, a lavagem dos pés dos discípulos aconteceu depois que o jantar terminou — simbolizava que Jesus estava limpando os seus discípulos cuidadosamente de todo o mal que estava à frente. Embora eles não compreendessem isso naquela ocasião, a lavagem dos seus pés por Jesus foi um sinal de que somente ele seria crucificado no dia seguinte — a vida de seus companheiros seria poupada para que eles prosseguissem no cumprimento da missão que Deus lhes confiara.

Na Escritura, o fermento é mencionado tanto com sentido bom quanto com sentido mau. Jesus ensinou sobre os fariseus e os saduceus: "Estejam atentos e tenham cuidado com o fermento dos fariseus e dos saduceus" (Mateus 16:6). Em outra ocasião, contudo, ensinou: "O Reino dos céus é como o fermento que uma mulher tomou e misturou com uma grande quantidade de farinha, e toda a massa ficou fermentada" (Mateus 13:33). Jesus não tinha nada contra pão feito com fermento! Quase todo o pão que ele consumia era fermentado.

Jesus junto ao mar, depois de sua Ressurreição

Depois da ressurreição de Jesus, ele se reuniu com seus discípulos junto ao Mar da Galiléia para uma refeição de peixe e pão (veja João, 21: 9-12).

Jesus e os cereais crus

Jesus e seus discípulos comiam cereais em estado natural, como registrado em Lucas 6:1: "Certo sábado, enquanto Jesus passava pelas lavouras de cereal, seus discípulos começaram a colher e a debulhar espigas com as mãos, comendo os grãos". Fazer isso era uma coisa totalmente fora da lei — nos tempos bíblicos, as pessoas tinham permissão para apanhar à vontade os grãos que haviam sobrado no campo após a colheita. Esses grãos poderiam ainda estar verdes, ou poderiam ter amadurecido após a colheita. Esfregá-los nas mãos removia a casca externa, mas o farelo e o germe do trigo permaneciam neles.

Trigo e cevada

Os dois principais cereais que aparecem no Velho Testamento são a cevada e o trigo. As Escrituras mencionam o trigo 51 vezes. Uma colheita de trigo é mencionada em Gênesis 30:14, e uma colheita de cevada é mencionada em Rute 1:22.

O trigo é considerado o sustento da vida e o rei dos cereais. Foi usado como medida de riqueza. A cevada, o mais barato e abundante desses dois grãos, era usada pelas camadas mais pobres da população.

Uma família que tinha pão de trigo era vista como uma família de alta classe. No tempo de Jesus, o trigo valia cerca de três vezes mais que a cevada. Isso aparentemente ainda era verdade setenta anos depois, quando João escreveu no Apocalipse: "Então ouvi o que parecia uma voz entre os quatro seres viventes, dizendo: 'Um quilo de trigo por um denário, e três quilos de cevada por um denário, e não danifique o azeite e o vinho!'" (6:6).

Valor nutricional do trigo

O aporte nutricional de cem gramas de farelo de trigo é o seguinte:

Calorias	216
Fibras	42,8 gramas
Gordura	3,6 gramas
Potássio	4 gramas
Carboidrato	64,8 gramas
Proteína	18 gramas

O germe de trigo é rico em vitamina B, ferro, magnésio, zinco, cromo, manganês e vitamina E. Apenas uma quarta parte de uma xícara de germe de trigo contém cinco gramas de fibras.

Por seu alto conteúdo de fibras, o farelo de trigo é uma das fontes dietéticas mais conhecidas de fibra insolúvel. É um excelente meio de proteção contra a constipação intestinal e para a sua cura. Ajuda a prevenir infecções intestinais, hemorróidas e veias varicosas, além de ajudar na prevenção do câncer do cólon. Faz bem à saúde consumir por dia uma ou duas colheres de sopa cheias de farelo de trigo.

O trigo como grão integral

Além de serem usados para fazer farinha e pão, os grãos da Bíblia muitas vezes eram tostados, assados, fervidos, postos para secar, ou até mesmo comidos verdes, diretamente do talo. Os grãos eram moídos, esmagados, triturados e secados para fazer sopas, saladas, ensopados e até sobremesas.[3]

O trigo de quibe é uma preparação especial do grão de trigo encontrada comumente no Oriente Médio. Nessa preparação, os germes de trigo são lavados, esfregados, partidos e então postos para secar. Os grãos menores podem ser cozinhados ou ficar de molho na água — eles absorvem água e incham. Esse grão é em geral usado para fazer tabule, salada que, além desse trigo, leva azeite, alho, suco de limão, salsa, cebolinha, e outras ervas picadas.[4]

Outro tipo de trigo quebrado (que é menor que o trigo para quibe) é o cuscuz, que também serve para fazer tabule e outras saladas, mas em geral é usado como prato principal ou em cozidos. Algumas sobremesas também usam o cuscuz. O grão é facilmente preparado despejando-se água sobre o trigo quebrado, ou cozinhando-o levemente.

O pão de cevada, altamente nutritivo

Embora não possamos saber com total certeza que Jesus comia pão de trigo, podemos garantir que ele comia pão de cevada. Na história da comida para alimentar cinco mil homens — mais mulheres e crianças —, o milagre ocorreu porque Jesus partiu em pedaços, abençoou e multiplicou cinco pães de cevada e dois peixes pequenos que lhe foram levados por um menino. O mesmo ocorreu com Elias, que multiplicou vinte pães de cevada para alimentar cem homens (veja 2 Reis, 4:42-44).

Os gladiadores romanos às vezes eram chamados de *hordearii*, o que significa "comedores de cevada", porque o grão era acrescentado à sua dieta para que tivessem ímpetos de força antes das competições. A cevada é considerada um dos três amidos mais equilibrados (arroz e batata são os outros dois), ricos em carboidratos complexos e que induzem no corpo um firme fluxo de energia.

Em algumas regiões do Oriente Médio, a cevada costuma ser chamada de "remédio para o coração". Ela contém fibras que podem baixar o risco de doenças cardíacas ao reduzir a taxa de LDL (o mau colesterol), causador de obstrução nas artérias. Esse mesmo alto nível de fibras favorece a regularidade intestinal, mantendo a pessoa livre de constipação e evitando uma série de problemas digestivos. Também pode bloquear o desenvolvimento de câncer.

Num estudo realizado na Universidade Estadual de Montana, um grupo de homens ingeriu uma dieta rica em cevada, incluindo cereal matinal, pão, bolo e mufins feitos de farinha de cevada. Depois de três semanas de consumo desses alimentos três vezes ao dia, os níveis de colesterol desses homens ficaram em média 15 porcento mais baixos que os iniciais. Aqueles que no início do estudo tinham a maior taxa de colesterol foram os que mostraram a melhora mais acentuada. Outro grupo de homens, que consumiram os mesmos produtos porém feitos com farinha de trigo ou de farelo, não teve queda na taxa de colesterol.

Procure pelo termo integral no rótulo das caixas de farinha ou de grãos de cevada. Isto significa que a cevada não é processada e que é rica em fibras. Ela está à venda na maioria das lojas de alimentos naturais. Ao contrário, a cevada não integral foi processada e não é tão eficaz.

A cevada está disponível para venda hoje em dia, mas você precisa procurar em lojas de alimentos naturais ou importadoras. O pão de cevada é praticamente inexistente — você mesmo terá que fazê-lo com a farinha que encontrar. A maior parte da cevada plantada atualmente é usada como alimentação para o gado ou se destina à produção de uísque e cerveja, como ocorre no Brasil, onde o único tipo de cevada produzido comercialmente é a cevada cervejeira, modificada para criar o malte.

O grão de cevada raramente é consumido por si; contudo, às vezes é usado como ingrediente de sopas.

Outros cereais bíblicos

No mundo inteiro mais de oito mil espécies de plantas fornecem grãos. Apenas um número muito pequeno desses cereais é consumido rotineiramente pelos americanos. Os cereais mais consumidos no mundo inteiro são trigo, arroz, milho e aveia. Arroz, milho e aveia não eram consumidos em Israel no tempo de Jesus.

Outros cereais mencionados na Bíblia, além de trigo e cevada, são o milhete e o centeio. O milhete é mencionado apenas uma vez nas Escrituras (Ezequiel 4:9). Como cereal, contudo, ele é superior ao trigo, ao milho e ao arroz em conteúdo protéico; sua percentagem média de proteína fica entre 10 e 12 porcento. Também tem alto nível de minerais e é facilmente digerível. O milhete é uma planta resistente e cresce tanto em solos ricos como pobres. Requer pouca umidade para se desenvolver. Como a alergia ao trigo é uma das formas de alergia alimentares mais comuns nos Estados Unidos hoje, o milhete é uma boa alternativa. O milhete não contém glúten, principal causa das alergias. Muitas lojas de alimentação natural têm pães de milhete. Infelizmente, a maior parte dos grãos de milhete é usada como ração de pássaros e galinhas. Não é curioso que nós alimentemos nossos pássaros com cereais melhores do que aqueles que comemos?[5]

O centeio é outro cereal mencionado na Bíblia. É um cereal que contém glúten, mas em quantidade muito mais baixa que o trigo. Tem aproximadamente 20 porcento de proteína e alto teor de fibras. O centeio contém elevadas quantidades de minerais, como magnésio, ferro e potássio, entre outros. Também contém vitamina B. A maioria dos pães de centeio vendidos no comércio é feita com uma farinha de centeio refinada, e essa farinha em geral é misturada com farinha de trigo processada.

Farinha de centeio pura é difícil de encontrar. Ela é quase preta e muito nutritiva e saborosa.

CEREAIS INTEGRAIS PARA UM MÁXIMO DE BENEFÍCIOS

Quando se trata do valor nutricional dos cereais, a escolha é muito simples: integrais ou refinados. Em vez de escolher pães feitos com cereais integrais, tendemos a escolher o pão branco refinado. Pela manhã, em lugar de cereais integrais, costumamos abarrotar nossos filhos com caixas de cereais industrializados que em geral têm mais de 50 porcento de suas calorias em açúcar e pouca ou nenhuma fibra. Esses cereais não deviam sequer ser chamados de cereais. Eles deviam ser rotulados como "biscoitos" ou "doces", em vez de "cereais".

Infelizmente, um ditado entre nutricionistas diz o seguinte: "Quanto mais branco o pão, mais cedo você morre." Mas a maioria de nós costuma escolher pão branco porque é ele que comemos desde crianças. A maioria de nós não tem idéia de como o trigo é processado para o pão ficar branco.

O PROCESSO QUE FAZ O TRIGO FICAR BRANCO

O processamento dos grãos integrais de trigo até se chegar à farinha branca tem aproximadamente 27 etapas.[6] O grão do trigo é composto de uma camada externa chamada farelo. O farelo é rico em vitaminas B, minerais e fibra. A camada seguinte é o germe do trigo, que é a porção que brota no grão. O germe do trigo é uma rica fonte de vitaminas B e E. A próxima camada é o endosperma, que é o amido ou suplemento alimentício para a semente em brotação. O endosperma é aproximadamente 80 a 85 porcento do grão. O germe é cerca de 3 porcento, e o farelo cerca de 15 porcento.

A farinha branca refinada é puro endosperma ou amido. Tanto o farelo quanto o germe foram removidos, junto com aproximadamente 80 porcento dos nutrientes do trigo. O endosperma tem um conteúdo muito mais baixo de vitamina B e de minerais do que o germe e o farelo, e também muito menos fibras.

Não só 80 porcento dos nutrientes são removidos, como o processo de moagem requer temperaturas tão elevadas que o que sobra do grão é prejudicado pela oxidação. A farinha, no final do processo de refinamento, fica com uma aparência acinzentada, causada pela oxidação. Essa cor, naturalmente, desagradaria à maioria dos consumidores. Então um agente químico, como dióxido de cloro, peróxido de acetona, ou peróxido de benzoíla, é usado para alvejar a farinha, tornando-a branca. Esse processo de alvejamento destrói ainda mais as poucas vitaminas remanescentes. Além disso, os alvejantes podem reagir com os ácidos graxos e produzir peróxidos tóxicos que podem causar reações de radicais livres. (Basta comparar esses produtos alvejantes com os rótulos dos produtos químicos que você tem em casa para limpar o chão e a pia!). Juntos, os dois processos de moagem e alvejamento usados hoje removem uns 22 nutrientes importantes do nosso pão, entre eles fibras, vitaminas e minerais.

A farinha branca, entretanto, parece mais limpa e mais pura do que a farinha marrom do trigo integral. E, como resultado, é mais atraente para o público americano.

E quanto ao pão "enriquecido"? Para fazer esses pães, as padarias em geral acrescentam cerca de quatro nutrientes à farinha que usam — tiamina, niacina, riboflavina e ferro. Contudo, as vitaminas que usam são habitualmente vitaminas artificiais. Infelizmente, o resultado final não chega a ser um verdadeiro enriquecimento vitamínico.

O pão de pouca fibra que foi amassado com uma grande quantidade de açúcar e gordura hidrogenada se torna pastoso nos intestinos. Isso, então, leva à constipação que, por sua vez, pode acarretar doenças gastrointestinais como a síndrome de cólon irritável, diverticulose, diverticulite e hemorróidas.

"Mas", talvez você esteja dizendo, "eu só como umas duas fatias de pão branco por dia." Ah, mas é mesmo? Você está contando também os pães dos hambúrgueres e dos cachorros-quentes? Está incluindo as bolachas, roscas, biscoitos e as muitas massas e produtos de cereais que também são feitos com farinha branca? Não se esqueça de que a farinha branca é muito mais presente nos alimentos industrializados que a farinha integral.

O link para alergias alimentares

O glúten é a principal proteína encontrada nos cereais. O trigo tem um conteúdo mais alto de glúten que qualquer outro cereal. Aveia, centeio e cevada também têm glúten, mas nesses alimentos ele está presente em baixas quantidades. Cereais sem glúten incluem arroz, milhete, trigo sarraceno e quinoa. Um cereal com baixo conteúdo de glúten é a espelta.

A doença celíaca é um mau funcionamento intestinal caracterizado por absorção deficiente e diarréia, conseqüência da incapacidade do organismo para utilizar o glúten. Alergias a cereais podem ser o resultado do consumo excessivo de alimentos processados.

Escolha produtos feitos com cereais integrais!

A conclusão que podemos tirar disso é a seguinte: Escolha produtos feitos com cereais integrais! Além de pão, você conseguirá encontrar massas, bolos, roscas e biscoitos de cereais integrais. Se no rótulo desses produtos não estiver escrito "trigo integral" ou "cereal integral", você pode deduzir que ele é feito total ou parcialmente com farinha refinada.

BEBENDO CEREAIS

Graças à tecnologia, temos hoje produtos práticos e bons para a saúde na forma de bebidas que nos proporcionam os benefícios nutricionais dos cereais integrais sem precisarmos comer os grãos. Em vez disso, podemos beber os benefícios nutricionais dos cereais integrais.

Nas lojas, são vendidos brotos de trigo e de cevada, na forma natural, em suco e, mais freqüentemente, em pó, para ser misturado à água, a um suco ou a outra bebida. Todas essas formas são ricas em clorofila, que é o sangue verde da planta. A clorofila é muito semelhante ao componente "hemo" que é parte da hemoglobina do nosso sangue e que transporta oxigênio. O hemo no sangue é ligado pelo ferro, enquanto a clorofila nas plantas é ligada pelo magnésio.

Extratos de trigo e cevada são ricos em flavonóides, que são fitonutrientes. Foi comprovado que os flavonóides têm propriedades antivirais, antitumorais e antinflamatórias. A clorofilina é muito abundante tanto nas folhas do trigo quanto nas da cevada. Comprovou-se que ela inibe uma série de carcinógenos, inclusive os que são encontrados na fumaça do cigarro e nas carnes carbonizadas.[7]

Trigo e cevada em pó freqüentemente são embalados com chrolella, spirulina e algas azuis-esverdeadas em produtos que são chamados de "alimentos verdes" ou "superalimentos".

O QUE JESUS COMIA?

Jesus comia cereais integrais diretamente ou em forma de pão.

Nós podemos seguir seu exemplo escolhendo comer pães e massas de cereais integrais, e comer cereais integrais em pratos cozidos e saladas.

Capítulo Três

Um item básico na dieta de Jesus

Alguns anos atrás um livro muito popular de culinária apresentava cem maneiras de preparar um hambúrguer. Foi um sucesso! Na época de Jesus, o livro mais popular seria *101 maneiras de preparar peixe!*

A pesca era uma importante atividade ao longo do rio Jordão e do Mar da Galiléia nos tempos da Bíblia. Quando os israelitas perambulavam pelo Egito nos anos de seu êxodo, eles também pescaram durante certo período no Mar Vermelho. Os hebreus eram pescadores muito habilidosos, e vários dos discípulos escolhidos por Jesus eram pescadores de profissão. Uma série de ensinamentos e milagres de Jesus tem a ver com a pesca.

Sabemos com segurança que Jesus comeu peixe puro, fresco, sem poluição, quase todos os dias de sua vida. Na verdade, creio que peixe e pão eram os dois principais alimentos de sua dieta. Por que faço essa afirmação? Porque peixe era a carne mais comum no tempo de Jesus.

No tempo de Jesus, o Mar da Galiléia, o Mar Mediterrâneo e o rio Jordão eram as mais importantes fontes de abastecimento de peixes, e o povo judeu comia uma grande variedade deles. Os peixes eram tão abundantes nos mercados de Jerusalém que uma porta de acesso à parte antiga da cidade foi batizada de "Porta do Peixe".

O habitante médio de Jerusalém no tempo de Jesus se permitia outros tipos de carne apenas em celebrações especiais, mas peixe era a mais barata e, portanto, era a carne que fazia parte da dieta habitual da camada média da população. Os que viviam na Galiléia provavelmente comiam peixe todos os dias.

Jesus referiu-se com freqüência ao peixe em seus ensinamentos. Ele colocou o peixe entre as "boas dádivas" mencionadas em Lucas 11:

> Peçam, e lhes será dado; busquem, e encontrarão; batam, e a porta lhes será aberta... Qual pai... se o filho lhe pedir um peixe, em lugar disso lhe dará uma cobra?... Se vocês, apesar de serem maus, sabem dar boas coisas aos seus filhos, quanto mais o Pai que está nos céus dará o Espírito Santo a quem o pedir! (Lucas 11:9, 11, 13).

Em diversas ocasiões, os milagres de Jesus envolveram peixes.

Por duas vezes ele alimentou multidões de pessoas apenas com uns poucos peixes. Ele pegou cinco pães e dois peixes, abençoou-os, cortou-os e os deu a seus discípulos para que alimentassem cinco mil homens, além de mulheres e crianças (veja Mateus 14:16-21). Em outra ocasião, Jesus pegou sete pães e "alguns peixes pequenos", deu graças por eles, cortou-os e os deu aos discípulos para que alimentassem quatro mil homens, além de mulheres e crianças (veja Mateus 15:32-37). Os "peixes pequenos" podem ter sido sardinhas. Em ambos os milagres, ainda sobrou comida!

Alguns historiadores calculam que na época de Jesus cerca de quinhentos barcos de pesca pequenos estavam em atividade no Mar da Galiléia. Muitas vezes seus carregamentos de peixe eram muito grandes.

Dois grandes carregamentos de peixe se relacionam a Jesus e seus discípulos. Num dos casos, Jesus tomou emprestado um barco de pesca e usou-o como púlpito para pregar e depois aconselhou Pedro e seus companheiros de pesca a jogar a rede em águas mais profundas. Pedro, um pescador experiente e bem-sucedido, sabia que os peixes evitavam as redes sob o sol forte do meio-dia, mas, como Jesus ordenara, ele obedeceu. Lançou a rede em águas mais profundas e, ao recolhê-la, o resultado foi surpreendente: ela veio tão carregada que todos se maravilharam. Jesus disse então: "Sigam-me e eu os farei pescadores de homens" (Marcos 1:17). Os homens imediatamente largaram suas redes e o seguiram.

Em outra ocasião, Jesus mandou Pedro pescar com a seguinte ordem: "Vá ao mar e jogue o anzol. Tire o primeiro peixe que você pegar, abra-lhe a boca, e você encontrará uma moeda de quatro dracmas" (Mateus 17:27). Pedro foi depois instruído a pegar a moeda e com ela pagar os impostos do templo que os coletores de impostos reclamavam a Jesus e seus discípulos (veja Mateus 17:24).

Realmente, pescar com Jesus tinha suas recompensas!

Depois da Ressurreição, Jesus apareceu na beira do Mar de Tiberius uma certa manhã. Pedro e vários outros discípulos haviam pescado a noite inteira, mas nada tinham conseguido. Jesus chamou-os da praia e lhes disse que lançassem as redes do lado direito do barco. O resultado foi que pescaram uma quantidade tão grande de peixes que não conseguiram colocá-la no barco. Naquela mesma manhã, os discípulos chegaram à areia e viram que Jesus já tinha feito uma fogueira e cozinhado uma refeição de peixe e pão para eles.

PEIXE PURO E IMPURO

A Lei de Moisés deu instruções específicas relacionadas aos peixes apropriados para consumo humano:

> De todas as criaturas que vivem nas águas do mar e dos rios, vocês poderão comer todas as que possuem barbatanas e escamas. Mas todas as criaturas que vivem nos mares ou nos rios, que não possuem barbatanas e escamas, quer dentre todas as pequenas criaturas que povoam as águas, quer dentre todos os outros animais das águas, serão proibidas para vocês. Por isso, não poderão comer sua carne e considerarão impuros os seus cadáveres. Tudo o que vive na água e não possui barbatanas e escamas será proibido para vocês (Levítico 11:9-12).

O abate ritual aplicava-se às carnes e às aves domésticas, mas não aos peixes. Pertencer a uma determinada espécie é que tornava um peixe puro.

As escamas do peixe podem ser raspadas sem que a pele seja separada da carne. Tubérculos ósseos não são considerados escamas. Peixes com tipos de escamas que são impuros são o peixe-espada, o esturjão, os tubarões, a solha européia e peixes escorpenídeos como o *cyclopterus lumpus*. Peixes sem qualquer escama incluem bagre, peixe-escorpião e diabo-marinho.

E quanto aos frutos do mar?

Todos os crustáceos e moluscos são desprovidos de escamas, portanto são impuros.[1] Moluscos incluem mariscos, mexilhões, ostras e vieiras. Crustáceos incluem caranguejos, lagostas, camarões, pitus e lagostins.

Moluscos crus são uma das maiores fontes de envenenamento alimentar nos Estados Unidos, e as doenças causadas por eles incluem salmonela e hepatite A. Eles têm uma capacidade especial de purificar a água, limpando-a de bactérias patogênicas como as da cólera; muitas dessas toxinas se relacionam com esgotos não tratados. Mariscos e ostras conseguem filtrar de 75 litros a 190 litros de água do mar por dia. As toxinas, contudo, permanecem na carne do animal.

Ingerir moluscos contaminados pode resultar em paralisia por envenenamento. Os sintomas em geral surgem com uma dormência nos lábios e na língua que acaba se estendendo aos braços e às pernas, e em geral é acompanhada de problemas respiratórios. Os moluscos também podem concentrar "maré vermelha", o que pode acarretar envenenamento do sangue e morte em pacientes de alto risco. A maré vermelha produz neurotoxinas que não são destruídas pelo cozimento.[2]

Infelizmente, diante da demanda por moluscos, a indústria pesqueira está cultivando esses animais mais perto do litoral, onde a poluição é muito mais alta. Em conseqüência, houve um aumento dos casos desse tipo de envenenamento.

Pessoalmente, considero os moluscos como "baratas do mar" — são catadores de lixo em miniatura para vírus, bactérias, parasitas e resíduos industriais tóxicos. As Escrituras não só nos dizem para evitá-los, mas também que eles são "proibidos" para os seres humanos (Levítico, 11:12).

Bagres são impuros

Os bagres apanhados nos rios e riachos talvez sejam, entre os peixes que se alimentam junto ao fundo, os mais contaminados, porque ingerem os poluentes industriais que se acumulam no leito de rios e riachos. O bagre é muito consumido no Brasil, com grande importância econômica no sul do país. Entretanto, esses peixes pertencem ao grupo dos que foram criados para limpar a água. Mesmo que seja criado em tanque, o peixe não está livre de poluentes. De fato, há peixes que vêm de criadouros localizados perto de áreas industrializadas do país, e os tanques em que crescem são abastecidos por águas contaminadas.

Como camarões, lagostas e outros moluscos, os bagres foram inicialmente criados por Deus para atuar como agentes de limpeza das fontes naturais de água. Essas criaturas têm uma grande capacidade de absorver poluentes, os quais não lhes causam doenças. Contudo, eles transmitem esses poluentes a quem come a sua carne.

Os benefícios nutricionais do peixe

Peixes puros com barbatanas e escamas são extremamente benéficos para o consumo humano. Um estudo sobre a intervenção de múltiplos fatores de risco que envolveu mais de treze mil homens nos Estados Unidos revelou que o risco de se morrer de um ataque cardíaco era aproximadamente 40 porcento menor para aqueles que comiam muito peixe.

A maioria dos peixes contém proteínas de alta qualidade e é uma excelente fonte de nutrientes, como zinco, cobre, magnésio, vitaminas B e iodo, assim como de outros minerais.

O consumo de peixe traz muitas vantagens. Foi provado que:

. afina o sangue;
. protege contra danos às artérias;
. inibe a formação de coágulos sanguíneos;
. baixa o mau colesterol (LDL);
. baixa a pressão arterial;
. reduz os triglicerídeos;
. reduz o risco de derrame e ataque cardíaco;
. reduz o risco de lúpus;
. combate inflamações;
. atenua sintomas de artrite reumatóide;
. contribui para regular o sistema imune;

- alivia a enxaqueca;
- atenua a asma brônquica;
- combate doenças precoces dos rins;
- inibe o crescimento de tumores cancerígenos em animais.

PEIXES FORNECEM GORDURAS ESSENCIAIS

Muitos acreditam que qualquer gordura é nociva. Não é bem assim. Nosso corpo precisa de certos tipos de gordura — especialmente das gorduras chamadas "ácidos graxos essenciais". São chamados de "essenciais" porque nosso corpo não pode fabricar essas gorduras diretamente. Precisamos obtê-las nos alimentos. Contudo, aquilo de que não precisamos é de alimentos com alto teor de gordura saturada.

Peixe tem baixo teor de gordura saturada. No entanto, o conteúdo de gordura dos peixes varia muito. Do ponto de vista nutritivo, os peixes se dividem em três grupos. "Peixes com pouca gordura" têm menos de 5 gramas de gordura em cada 100 gramas. "Peixes gordos" têm 5 a 10 porcento de gordura em cada 100 gramas. "Peixes com muita gordura" têm mais de 10 gramas em 100 gramas.

O primeiro grupo inclui bacalhau, linguado, hadoque, hipoglosso, perca, pescada-polaca, vermelho, lobo-do-mar, truta arco-íris e atum de barbatana amarela.

Entre os peixes gordos estão a perca de água doce, enchova, tainha, olho-de-vidro e atum de barbatana azul.

Entre os peixes com muita gordura estão o arenque, a cavala, o pampo, o salmão e a sardinha. Esses peixes têm um teor muito alto dos ácidos graxos essenciais chamados ômega-3.

Uma série de estudos sobre os efeitos benéficos do óleo de peixe começou a surgir em meados da década de 1980 no prestigioso *New England Journal of Medicine*. Dietas ricas em óleo de peixe eram associadas a uma baixa taxa de morte por doenças coronarianas.

Em um desses estudos, descobriu-se que a taxa de ataques cardíacos dos esquimós da Groenlândia era de apenas 10 porcento da que é encontrada na população adulta dos Estados Unidos. O Dr. Dyerberg, que conduziu essa pesquisa no final da década de 1970, verificou que os esquimós estudados, embora tivessem uma dieta rica em óleos de peixes gordos de água fria e focas, apresentavam níveis baixos de mau colesterol (LDL) e níveis altos de bom colesterol (HDL).[3]

O óleo de peixe contém dois ácidos graxos muito importantes que as pessoas em geral são incapazes de produzir por si próprias. Contudo, algumas pessoas perdem essa capacidade de produzi-los por causa de doenças ou outras razões. As fontes mais ricas desses ácidos graxos são os peixes gordos de água fria, como cavala, sardinha, salmão, arenque e pampo. Os ácidos graxos ômega-3 constituem aproximadamente de 15 a 30 porcento dos óleos desses peixes. Os ácidos graxos ômega-3 também são encontrados em peixes com pouca gordura, mas só em concentrações menores.

Os ácidos graxos ômega-3 trazem muitos benefícios à saúde. Eles ajudam a baixar os níveis de colesterol e de triglicerídeos. Melhoram o controle do açúcar no sangue e também melhoram a comunicação dos neurotransmissores, necessária ao bom funcionamento do cérebro, inclusive quanto à memória. Especificamente, os óleos de peixe tornam as membranas cerebrais mais flexíveis, criando melhor comunicação entre as sinapses e, assim, melhorando a função cerebral. Há um velho ditado que diz que o que é bom para o coração é bom para a cabeça, e o peixe vem sendo chamado de "alimento para a cabeça" há séculos.

O óleo de peixe ajuda a prevenir a aterosclerose, e deste modo ajuda também a prevenir doença coronariana e ataques cardíacos. Ele chega a baixar os triglicerídeos em até 65 porcento. E contribui também para baixar a pressão sanguínea.

O óleo de peixe ajuda a reduzir a inflamação decorrente da artrite reumatóide e o lúpus. Ele de fato atua como um medicamento antiinflamatório. O óleo de peixe reduz acentuadamente as substâncias inflamatórias em apenas um mês. Leucotriene B_4 é uma substância inflamatória que é uma das mais poderosas mediadoras de dor e inflamação no corpo. É possível reduzir os níveis de leucotriene B_4 com poderosos medicamentos como prednisona, mas os efeitos colaterais desses medicamentos podem ser perigosos. Mas podemos também reduzir seus níveis com óleo de peixe. Eu escolheria óleo de peixe sem pestanejar!

Foi comprovado que o óleo de peixe é benéfico para quem sofre de enxaqueca e para pacientes com psoríase, asma, glaucoma, diabetes, e muitas outras condições degenerativas.

O óleo de peixe também pode ser importante na prevenção de certos tipos de câncer. Ele promove ecosanóides, que estimulam a resposta imune — eles reduzem a inflamação e a proliferação de células cancerígenas. Alguns estudos em animais demonstraram que o óleo de peixe conseguiu bloquear o crescimento de metástases de tumores.[4]

ÓLEO DE PEIXE TAMBÉM EXISTE NA FARMÁCIA

Jesus certamente tinha acesso ao óleo de peixe com a ampla variedade de peixes que faziam parte da sua dieta habitual. Nós temos a opção de obter os benefícios do óleo de peixe diretamente dos peixes ou como suplemento alimentar. Ele é facilmente encontrado em cápsulas ou líquido de óleo de fígado de bacalhau.

Creio que a opção mais saudável é tomar as cápsulas de óleo de peixe e comer peixe gordo algumas vezes por semana. Tomar entre duas e quatro cápsulas por dia equivale, em termos de ácidos graxos, a comer peixe com alto teor de ômega-3 (salmão, cavala, arenque, sardinha) duas ou três vezes por semana. Uma única cápsula de óleo de peixe comumente contém cerca de 180 mg de ácido eicosapentaenóico claro (EPA) e 120 mg de ácido docosahexaenóico claro (DHA). Se você tem alguma dessas doenças que são combatidas pelo ômega-3, recomendo que tome mais cápsulas.

Ao escolher as cápsulas, prefira sempre as de cor mais clara e que contenham vitamina E, pois esta vitamina evita que fiquem rançosas. Eu, pessoalmente, prefiro mastigar minhas cápsulas de óleo de peixe para ter certeza de que estão frescas. Se a cápsula tem um cheiro muito forte de peixe, provavelmente está rançosa e não deve ser ingerida. Sempre recomendo que os vidros com as cápsulas de óleo de peixe sejam guardados na geladeira depois de abertos.

Regras para comprar e preparar peixe fresco

A regra mais importante para se comprar peixe fresco é ter certeza de que ele vem de águas puras.

No livro de Ezequiel, o profeta afirma que um dia até mesmo as águas do Mar Morto terão peixe. Para mim, é interessante observar que a profecia de Ezequiel fala de uma fonte abundante de água pura, tão profunda que forma "um rio que não pode ser atravessado". A profecia diz:

> Por onde passar o rio haverá todo tipo de animais e de peixes. Porque essa água flui para lá e saneia a água salgada; de modo que onde o rio fluir tudo viverá. Pescadores estarão ao longo do litoral; desde Em-Gedi até Em-Eglaim haverá locais próprios para estender as redes. Os peixes serão de muitos tipos, como os peixes do mar Grande (Ezequiel 47:9-10).

Os pescadores sabem desde séculos que a qualidade e a quantidade do peixe que apanham estão diretamente relacionadas à pureza das águas nas quais os peixes procriam e vivem sua vida.

Quando se compra peixe, uma das coisas mais importantes a saber é onde ele foi pescado. Peixes criados em tanques, como o salmão, têm um risco maior de contaminação com poluentes industriais, caso os criadouros fiquem próximos a áreas industriais. No Brasil, a contaminação se dá sobretudo por causa da mineração e do desmatamento, que trazem o mercúrio para a água, bem como do uso desmedido de pesticidas, especialmente os organoclorados. As populações ribeirinhas têm sido incentivadas a evitar o consumo de peixes carnívoros, dando preferência aos herbívoros, como o pacu e o aracu, pois acumulam menos mercúrio e por isso apresentam menos riscos à saúde.

Infelizmente, mesmo peixes com alto teor de gordura, como pampo, cavala, salmão e arenque — se apanhados em águas poluídas — podem abrigar poluentes lipossolúveis, como pesticidas, PCBs (bifenilos policlorados) e mercúrio. Mas o alto conteúdo de gordura desses peixes realmente faz com que eles acumulem mais toxinas. Peixes com menos gordura, como a solha e o linguado, em geral têm menos poluentes, assim como os que são pescados no norte do Oceano Pacífico. O salmão pescado fora da costa do Alasca tem menos probabilidade de poluição causada por resíduos industriais e por PCBs do que o salmão procedente do Atlântico norte.

Os mares no México, Argentina e Chile têm sua água bastante pura, assim como as que cercam a Nova Zelândia e a Islândia.

Você deve saber também que peixes criados em "fazendas de peixes" costumam ter níveis mais baixos de ácidos graxos ômega-3. O salmão de água fria se alimenta com algas, plâncton, *krill* (crustáceo semelhante ao camarão) e outros organismos ricos em ômega-3. Às vezes os peixes criados nas fazendas também recebem esses alimentos ricos em ômega-3, às vezes não.

Não coma peixe cru

Peixe cru deve ser evitado, porque freqüentemente contém tênias e outros parasitas, que a salga e a defumação não conseguem matar totalmente. É importante cozinhar o peixe adequadamente para destruir quaisquer parasitas que possam estar na sua carne.

Olhe-os nos olhos

Ao comprar peixe no supermercado, escolha peixe inteiro — e com a pele — sempre que possível. Primeiro observe os olhos do peixe. Eles devem estar brilhantes e salientes — os olhos devem ser firmes e claros. Depois examine as escamas – – elas também devem estar brilhantes. Toque o peixe. Se a carne não estiver firme e afundar um pouco ao seu toque, não o compre — a carne deve voltar para cima quando você retira a pressão do dedo. As guelras do peixe devem estar firmes e rosadas. E, finalmente, cheire o peixe. Se ele tem muito "cheiro de peixe", não o compre. Peixe fresco quase não cheira.[5] (Você pode pedir ao peixeiro que corte fora a cabeça do peixe, tire as espinhas e a pele, enquanto vai comprar outras coisas no mercado).

Os peixes devem ser colocados na geladeira logo depois de serem comprados. E não devem ser congelados por mais de um mês.

Não faça peixe frito. A fritura anula os efeitos benéficos dos ácidos graxos ômega-3. Você pode grelhá-lo numa grelha que não seja a carvão, cozinhá-los ou assá-los.

Experimente diferentes espécies de peixe. Eles têm uma grande variedade de sabores, o que a pessoa só percebe se os comer grelhados, cozidos ou assados, porque a fritura mascara o gosto do peixe.

O que Jesus comeria?

Jesus comia uma grande variedade de peixes frescos de espécies puras, provavelmente todos os dias. Ele se beneficiou com os ácidos graxos essenciais que esses peixes fornecem. E certamente comia esses peixes grelhados, cozidos ou assados.

Podemos seguir seu exemplo acrescentando mais peixe à nossa dieta e tomando suplementos alimentares à base de peixe. Precisamos ter certeza de que o nosso peixe vem de águas não poluídas, é fresco e que ficará guardado e será preparado de modo a conservar ao máximo as suas propriedades nutritivas.

Capítulo Quatro

As carnes que Jesus comia

O QUE DIZER DA CARNE NO TEMPO DE JESUS? Era bem mais escassa que hoje e de um tipo diferente daquele que encontramos sob a forma de hambúrgueres em lojas de *fast-food*. A carne vermelha não era abundante na dieta judaica, mas sim uma comida especial reservada para festas, casamentos, banquetes e comemorações. O carneiro era preparado anualmente para a Festa da Páscoa.

Na história do filho pródigo, o pai ficou tão feliz com a volta do filho que diz a seus criados para trazerem o boi mais gordo e matá-lo: "Vamos comê-lo para festejar" (Lucas 15:23).

Famílias de posses habitualmente alimentavam um determinado animal com antecedência, na expectativa de uma data sacrificial que se estendia por vários dias. Tais animais também eram reservados para o caso de que "um anjo aparecesse sem avisar" e pedisse uma refeição. Esse costume começou com um fato ocorrido na vida de Abraão.

Um dia, Abraão estava sentado em sua tenda durante um dia quente, quando viu três homens se aproximarem. Ele se adiantou para recebê-los e os convidou a entrar na tenda.

Abraão ordenou aos criados que lavassem os pés dos homens, ofereceu-lhes pão e pediu a Sara que fizesse bolos de farinha para eles. Por sua vez, Abraão "correu em seguida ao curral, escolheu o melhor novilho, e o deu a um servo, que se apressou em prepará-lo" (Gênesis 18:7). Então buscou manteiga e leite e o cordeiro que havia sido preparado, e pôs na mesa para os visitantes.

Foram esses visitantes que disseram a Abraão que ele teria um filho com Sara no ano seguinte. Esse filho, Isaque, nasceu exatamente como eles lhe disseram, embora tanto Abraão quanto Sara já tivessem passado há muito da idade de procriar.

Nas gerações seguintes, o povo judeu achou que seria conveniente ter um bezerro gordo à mão para oferecer a um visitante divino que batesse à porta!

Jesus comia carne vermelha?

É muito provável que Jesus comesse carne, uma vez que sua presença era celebrada em muitas casas, e nós sabemos também pelas Escrituras que ele compareceu a casamentos, nos quais a carne era em geral incluída como comida de festa. O consumo de carne, entretanto, não devia ser uma prática diária nem semanal para Jesus.

Na maioria dos casos, os animais não eram criados por causa da carne. Ovelhas e cabras eram valorizadas por causa da lã, do pêlo e do leite. Os bois eram valorizados porque serviam como animais de carga. Quando se comia carne vermelha, em geral era de carneiros ou cabras, e não de vacas ou bois.

O que sabemos com segurança sobre a carne que Jesus comia é o seguinte:

1. Jesus não comia carne de porco ou qualquer outra carne impura.
2. Jesus não comia a gordura da carne.
3. Jesus não ingeria o sangue dos animais mortos.
4. Jesus comia carne ocasionalmente.

Vamos examinar mais de perto cada uma dessas constatações.

O problema com o porco

Muitos afirmam que a carne de porco é uma carne sadia nos tempos modernos. Eu discordo. Os porcos comem quantidades enormes de alimento, e isso dilui o ácido clorídrico de seus estômagos. O resultado é que isso permite que toxinas, vírus, parasitas e bactérias sejam absorvidos pela carne do animal. Além de serem glutões, os porcos são animais muito sujos. Eles chegam a comer lixo, fezes e até carne putrefata. Tudo o que é comido habitualmente se torna parte da própria carne do porco. Facilmente eles passam a abrigar parasitas, inclusive *trichinella*, a tênia do porco, e toxoplasmose.

Se for deixado com grandes quantidades de alimento, um leitão comerá literalmente até morrer. Ele não tem um botão para desligar quando se trata de comida. Os suínos são semelhantes aos comilões — em outras palavras, eles são para o mundo animal o que o glutão é para a humanidade. Aparentemente, os suínos são criaturas que Deus criou para fazerem a limpeza das toxinas da terra. O que eles consomem é em grande medida aquilo que nós não deveríamos consumir.

Cozinhar um porco a uma temperatura de 75 graus ou mais eliminará os parasitas, mas se deve observar que a porção central dos bifes ou das costeletas de porco atinja essa temperatura, ou os parasitas não morrerão. É comum que isso não aconteça.

A triquinose é uma doença que pode ser contraída por carne de porco mal cozida. Os principais sintomas da triquinose são dores musculares, inchação dos músculos infectados, dor de cabeça, febre e, às vezes, perturbações gastrointestinais.

Em Marcos 5, encontramos a história de um homem endemoniado que vivia no território dos gerasenos, uma região dominada pelos romanos. Quando Jesus encontrou esse homem, pediu aos demônios que dissessem os seus nomes, e os demônios responderam através do homem: "Legião, porque somos muitos".

Uma grande vara de suínos estava se alimentando perto das montanhas, e os demônios pediram a Jesus: "Manda-nos para os porcos, para que entremos neles" (Marcos 5:12). Jesus deu-lhes a permissão, e os demônios entraram nos suínos. A vara imediatamente se precipitou de um alto penhasco para dentro do mar, e todos os porcos se afogaram.

Se os porcos fossem animais puros, Jesus nunca teria permitido que os demônios entrassem neles. Ao mandar os demônios para os suínos, ele simplesmente fez a carne impura tornar-se ainda mais impura!

Naquela área romana, onde as festas dedicadas aos deuses romanos aconteciam todos os dias, o gado era sacrificado rotineiramente aos "deuses do alto", enquanto os suínos eram sacrificados aos "deuses de baixo". Jesus sabia que os suínos se destinavam a ser sacrificados ao demônio, e o que fez foi apressar a volta dos demônios para o inferno.

A carne de porco, além das doenças que pode acarretar, é também muito gordurosa. As toxinas presentes nela concentram-se principalmente na gordura, que não é isolada da carne como acontece no caso do bife magro, pois se dispersa por toda a carne. Os produtos dos suínos — como mortadela, toucinho e presuntos — costumam ter um conteúdo de gordura muito elevado. Esta razão por si só já é suficiente para que se evite a carne de porco.

Insisto em recomendar que você evite carnes muito processadas, como salsicha, mortadela, lingüiça, presunto, bacon, e a maioria dos frios empacotados que são usados no lanche.

As salsichas para cachorro-quente — chamadas de vienenses — em geral são feitas com as sobras de produtos derivados da carne e muitas delas têm até pêlos do animal como parte desses resíduos. São altamente processadas, muito gordurosas e podem ter nitritos e nitratos que lhes são adicionados como parte do processo de defumação. No corpo humano, esses nitritos e nitratos se convertem em nitrosaminas no trato intestinal — e as nitrosaminas estão associadas ao aumento do risco de câncer.

O problema da gordura da carne

Como observamos de passagem no capítulo anterior, uma das regras estritas sobre a gordura está em Levítico 3:16-17:

> Toda a gordura será do SENHOR. Este é um decreto perpétuo para as suas gerações, onde quer que vivam: Não comam gordura alguma, nem sangue algum.

Adiante, no livro de Levítico, encontramos esse regulamento:

> E disse o SENHOR a Moisés: "Diga aos israelitas: Não comam gordura alguma de boi, carneiro ou cabrito. A gordura de um animal encontrado morto ou despedaçado por animais selvagens pode ser usada para qualquer outra finalidade, mas nunca poderá ser comida. Quem comer a gordura de um animal dedicado ao SENHOR numa oferta preparada no fogo, será eliminado do meio do seu povo" (7:22-25).

O Senhor proibiu claramente o consumo de todos os tipos de gordura. Ele não se referiu a plantas aqui, nem à gordura encontrada nos peixes, mas à gordura dos animais considerados puros para o sacrifício ao Senhor. A referência aqui é ao que chamamos hoje de "gordura da barriga", que é a gordura em torno dos rins e dos intestinos. Essa gordura era queimada como parte dos sacrifícios ofertados no tabernáculo e no templo. Essa regra não se refere à gordura entremeada nas carnes puras, como a carne de vaca.

Toda gordura animal é gordura saturada — e é intimamente ligada ao colesterol alto, assim como às doenças cardíacas. Os americanos comem pelo menos três hambúrgueres por semana, além de outras formas de carne vermelha. Essas carnes têm alto nível de gordura saturada, que leva ao colesterol alto, a altos triglicerídeos e finalmente a doenças cardiovasculares.

Não existe qualquer menção a Jesus diante de uma carne suculenta, ou grelhando um hambúrguer gorduroso para colocá-lo entre dois pedaços de pão. Mas podemos ler sobre Jesus comendo peixe e pão. Devíamos ser sábios e seguir esse exemplo.

Recomendo que se coma o mínimo possível de gordura animal e de laticínios. Ao comer carne, apare qualquer gordura visível na carne antes de cozinhá-la. O mesmo vale para a gordura e a pele das aves.

O valor das carnes de gado de pastagem

Devemos admitir que hoje em dia a carne bovina não é igual à dos tempos bíblicos. Praticamente todos os animais abatidos para consumo naqueles tempos eram animais que pastavam em campos abertos. Hoje o gado tende a viver a maior parte da vida em grandes estábulos, onde os animais ficam aglomerados e são alimentados com grandes quantidades de grãos. Um novilho típico consome mais de 1,3 toneladas de grãos para adquirir um peso de 180 quilos. O gado de corte geralmente é abatido aos três anos de idade, e os vitelos aos seis meses. A vida dos animais destinados ao abate é muito simples: ficar de pé e comer dia após dia. Muitos deles têm esteróides anabolizantes implantados em suas orelhas para favorecer o ganho de peso. Alguns recebem hormônio bovino de crescimento. Antibióticos costumam ser adicionados à sua ração para que os animais não sejam infectados, uma vez que os currais são tão apinhados — qualquer doença bacteriana poderia se alastrar rapidamente na área.

Em 1991, o Centro de Controle de Doenças (CDC) americano emitiu uma estatística espantosa: aproximadamente metade das sete mil toneladas de antibióticos produzidos anualmente nos Estados Unidos é usada para tratar do gado e das aves. No Brasil, os números são semelhantes.

Se você escolher comer carne vermelha, escolha os cortes magros de gado de pastagem. Limite seu consumo de carne vermelha a uma vez por semana, ou talvez a uma vez por mês, e coma uma porção de 110 gramas ou menos.

O gado de pastagem tem conteúdo de gordura mais baixo na sua carne, pois se exercita caminhando e se alimentando no pasto. Em outras palavras, ele não é confinado em pequenos currais ou em cocheiras superlotadas. A carne desse gado não tem a superabundância de pesticidas, antibióticos ou hormônios geralmente presentes na alimentação dos animais estabulados.

Muitas cadeias de mercados já oferecem carne de animais de pastagem. Você pagará um preço mais alto, mas sua saúde merece.

Doenças associadas à carne vermelha

Ao fazer nossas escolhas dietéticas, devemos também ter consciência das doenças associadas à carne vermelha. De acordo com o Centro de Controle de Doenças, a cada ano os agentes patogênicos oriundos da comida causam doenças em cerca de 76 milhões de pessoas e cinco mil óbitos nos Estados Unidos. Pesquisadores brasileiros apontam para o fato de que nossos números proporcionais devem ser maiores ainda, na medida em que os problemas alimentares em nosso país são mais graves, incluindo um quadro de desnutrição crônica de boa parte da população. Infelizmente, a causa de muitas dessas doenças se deve à contaminação da carne por bactérias que vêm do trato intestinal dos próprios animais. A contaminação fecal da carne vermelha e da carne de aves é muito comum.

A letal Escherichia coli

A mais grave dessas infecções bacterianas é causada pela bactéria *E. coli* 0157:H7, potencialmente letal. A *E. coli* comum é em geral benigna, mas esta sua mutação, identificada e isolada pela primeira vez em 1982, tem propriedades que podem causar a morte. Ela penetrou no abastecimento alimentar dos Estados Unidos através dos matadouros e se associa quase sempre à carne vermelha, especialmente à carne moída dos hambúrgueres. A bactéria se desenvolve quando pedaços de estrume e de sujeira dos animais ficam escondidos na carne quando a pele é removida. Se o material fecal ou o conteúdo do trato intestinal se misturam à carne, esta deve ser minuciosamente lavada para permanecer livre de contaminação. Infelizmente, isso às vezes não acontece. Os cientistas acreditam que esta cepa especialmente letal de *E. coli* sofreu mutação devido ao uso excessivo de antibióticos no gado criado atualmente.

Talvez o surto mais conhecido de *E. coli* 0157:H7 tenha sido o que ocorreu em janeiro de 1993, quando um grupo de crianças foi hospitalizado em Seattle, Washington, com diarréia hemorrágica. Funcionários dos serviços de saúde logo seguiram a pista do surto de envenenamento alimentar até relacioná-lo à carne mal cozida de hambúrgueres servidos em diversos restaurantes de *fast-food*. Finalmente a bactéria *E. coli* 0157:H7 foi isolada. Ao todo, setecentas pessoas em quatro estados norte-americanos desenvolveram envenenamento alimentar, mais de duzentas foram hospitalizadas e quatro morreram.

Os primeiros sintomas da doença são semelhantes aos da gripe. Entretanto, vômito, diarréia e diarréia hemorrágica surgem se a infecção for grave. Uma poderosa toxina chamada "toxina Shiga" ataca a parede intestinal. Em aproximadamente 5 porcento dos casos, essa toxina entra na corrente sanguínea, causando a síndrome urêmica-hemolítica, que pode levar ao bloqueio dos rins e de outros órgãos vitais, com hemorragia interna e falência desses órgãos vitais.

Crianças e idosos são especialmente suscetíveis a *E. coli* 0157:H7. No envenenamento por salmonela, uma pessoa em geral tem de consumir uma quantidade bem grande da bactéria para adoecer — aproximadamente um milhão de organismos. Mas no caso de *E. coli* 0157:H7, bastam uns cinco organismos para que a infecção se instale.

A melhor proteção contra *E. coli* 0157:H7 é cozinhar muito bem a carne moída e todos os outros tipos de carne vermelha. Carnes de vaca, carneiro e porco (se você insistir em comer carne de porco) sempre devem ser cozidas até que a temperatura interna atinja pelo menos 75 graus. Nunca se deve usar a mesma faca com que se corta a carne para cortar legumes, frutas ou outros alimentos — isto leva rapidamente à contaminação cruzada. Foi o que aconteceu em Milwaukee, no verão de 2000. Mais de quinhentas pessoas adoeceram, com 62 casos confirmados como infecções por *E. coli*. O surto matou uma menina de três anos que havia comido melancia em um restaurante — suspeitou-se que o caldo de uma carne contaminada com *E. coli* tinha salpicado inadvertidamente a fruta.

De acordo com o Centro de Controle de Doenças, cerca de 73.000 pessoas por ano se contaminam com *E. coli* e, destas, 60 morrem. Mas, quando os matadouros seguem estritamente os costumes judaicos, a *E. coli* não aparece.

A doença da vaca louca

Ainda mais assustadora do que a *E. coli* 0157:H7 é a doença da vaca louca. Essa doença apareceu inicialmente na Grã-Bretanha em meados da década de 1980 e daí espalhou-se para a França, Alemanha, Espanha, Suíça, Portugal, Bélgica, Dinamarca,

Itália, Holanda, Luxemburgo e Irlanda. Foi encontrada em quinze países da Europa e do Oriente Médio, e pelo menos um caso foi registrado no Canadá.

A doença da vaca louca é conhecida tecnicamente como encefalopatia bovina espongiforme (BSE). É uma doença infecciosa incurável que ataca o cérebro e o sistema nervoso do gado. O cérebro do animal infectado se torna como uma esponja, cheio de buracos, daí o nome "espongiforme". Nos animais que contraem essa doença, os primeiros sintomas são estremecimentos e movimentos espásticos, descontrolados. As vacas às vezes se deitam no chão, tremendo e mugindo.

Basicamente, a doença da vaca louca é o resultado de práticas alimentares inadequadas para o gado. Quando os animais eram abatidos, restos da carcaça eram usados para fazer ração. Os bovinos são herbívoros, mas mesmo assim os matadouros determinavam que restos do cérebro, ossos, sangue e outras partes dos animais abatidos podiam ser adicionados à ração nos estábulos, para que o gado crescesse mais depressa. Isso aconteceu na Grã-Bretanha, onde a doença se desenvolveu e se espalhou rapidamente. A doença da vaca louca não é causada por vírus, bactéria ou parasita, mas por uma proteína infecciosa chamada *príon*. Herbívoro, e não carnívoro, o gado simplesmente não tem o organismo apropriado para consumir derivados da carne!

Quando as ovelhas desenvolvem uma doença causada pelos príons, o nome da doença é *scrapie* (da expressão em inglês "to scrape against something", que significa "esfregar-se contra alguma coisa"). Esse nome foi dado porque as ovelhas infectadas em geral se esfregam contra tudo o que podem encontrar, inclusive arame farpado. Muitos animais se esfregam até morrer.

Nos seres humanos, a doença da vaca louca é chamada de doença de Creutzfeldt-Jakob (CJD). Os seres humanos podem contraí-la ao consumir as proteínas infeccionadas contidas na carne infectada de bovinos e ovinos.

Na doença da vaca louca, na *scrapie* e na CJD, o padrão do cérebro espongiforme se manifesta porque os príons matam as células cerebrais, produzindo buracos no tecido do cérebro.

Os príons só podem ser destruídos se forem aquecidos a 426 graus — uma temperatura que praticamente nunca é usada para qualquer finalidade. Portanto, quando eles infectam as células cerebrais, o resultado é certamente fatal. Não existe cura — nada pode ser feito para removê-los do organismo do gado, das ovelhas ou dos seres humanos infectados.

Todas essas doenças — a doença da vaca louca, *scrapie* das ovelhas, *kuru* na Nova Guiné e CJD no mundo ocidental — afetam a mesma parte do cérebro e são, essencialmente, a mesma doença, tanto nos homens quanto nos animais. Na década de 1940, os cientistas descobriram que muitos indivíduos de uma tribo na Nova Guiné estavam morrendo de uma misteriosa moléstia cerebral chamada "kuru". Os costumes da tribo incluíam o canibalismo: moela, vísceras e cérebro eram cozinhados e comidos. Os nativos dessa tribo comiam seus parentes quando eles morriam, na esperança de adquirir sua força física e mental. O kuru limitava-se geograficamente à Nova Guiné. O processo de desenvolvimento da CJD é o mesmo que o do kuru; contudo não tem um limite geográfico, e dessa forma a doença foi registrada em mais de 50 países no mundo inteiro.

O primeiro caso dessa doença na Europa foi diagnosticado na Grã-Bretanha em 1996. Desde então, 92 pessoas morreram da doença da vaca louca: 88 na Grã-Bretanha, 3 na França e 1 na Irlanda. O Departamento de Agricultura dos EUA baniu a importação tanto de carne como de produtos derivados de carne procedentes da Inglaterra desde 1990, e de toda a Europa desde 1997, e empreendeu um programa de vigilância para testar os animais de alto risco.

Na França, mais de quarenta mil vacas são testadas por semana, segundo Michael Hanson, que estuda a doença causada pelo príon no Instituto de Políticas do Consumidor. Mas nos Estados Unidos, apenas dois mil cérebros de um total de 36 milhões de cabeças de gado são testados anualmente. Os testes são realizados depois que o cérebro da vaca é removido, de modo que possa ser examinado ao microscópio. Em geral esse teste demora dez dias, o que significa que as carcaças do animal examinado podem já ter sido consumidas nesse intervalo de tempo. Na Europa, os testes são realizados em apenas quatro horas.

Na Europa, os laboratórios constataram a doença do príon até mesmo em gado que aparentava ser saudável. Isto é particularmente inquietante.[1]

Na Grã-Bretanha, embora a doença da vaca louca pareça estar em declínio no gado, o número de pessoas diagnosticadas com uma variação de CJD está aumentando. A doença leva em geral anos para se desenvolver, portanto talvez estejamos vendo apenas a ponta do iceberg.

No Brasil, foram diagnosticados focos de *scrapie* em 2001 no sul do Paraná, o que exigiu a eliminação de um rebanho de centenas de ovelhas. Ainda que seja um dos principais exportadores mundiais de carne, o Brasil ainda sofre com o número reduzido de profissionais admitidos pelo Estado para a fiscalização sanitária nas fazendas.

As leis dietéticas que Deus nos deu há milhares de anos são diametralmente opostas à prática de alimentar o gado com sangue e partes de animais abatidos. Animais dos tempos da Bíblia não eram acometidos de doenças mortais como a da vaca louca! Além disso, animais doentes seriam identificados e retirados do rebanho rapidamente. Essas doenças apareceram porque o homem desvirtuou as práticas naturais de alimentação dos animais.

CARNE KOSHER OU CARNE COMUM

Em 1906, o romancista Upton Sinclair escreveu *The Jungle* (*A selva*), um livro que descrevia as práticas do processo de industrialização de carne que ameaçavam a saúde dos consumidores. O livro chamou a atenção do então presidente dos Estados Unidos, Theodore Roosevelt, que decidiu aprovar uma lei exigindo inspeção federal a toda carne vendida pelo comércio interestadual. Foi uma palavra-de-ordem para que cada indústria se responsabilizasse pelas condições de seus estabelecimentos.

No início do século XX, abatiam-se em média cinqüenta cabeças de gado por hora. A média de abate hoje nas fábricas mais modernas dos Estados Unidos é de quase quatrocentas por hora! A maioria das fábricas abate bem mais de trezentas em cada hora de trabalho por semana. No Brasil, os números impressionam: são mais de 100 mil cabeças por dia, o que perfaz em média o número de 4.000 por hora! Estamos consumindo muito mais carne de vaca *per capita* do que qualquer pessoa na antiga Israel sequer poderia imaginar.

No Brasil, a média do consumo de carne bovina foi de 36,5 kg de equivalente-carcaça/pessoa/ano em 2000, sendo superado em nível mundial apenas pelo Uruguai (75,3 kg), pela Argentina (69,0 kg), pelos EUA (45,3 kg), pelo Paraguai (43,0 kg) e pela Nova Zelândia (42,4 kg). E talvez seja uma boa notícia o fato de que, na última década, a preocupação com questões de saúde fez com que o consumo brasileiro de carne bovina caísse de 42,6 kg/ano para 36,3 kg/ano.

Como a carne é processada habitualmente

Poucas pessoas que conheço têm noção dos procedimentos adotados em um matadouro. É importante compreendê-los, contudo, se de fato quisermos comer como Jesus comia. Vou apresentar um breve resumo desses procedimentos.

Leva apenas cerca de 25 minutos para transformar um novilho vivo em bifes e hambúrgueres em nossos matadouros modernos. O trabalho em um matadouro é um dos mais perigosos. A taxa de acidentes de trabalho ali é três vezes mais alta do que numa fábrica qualquer. O ritmo das linhas de produção foi acelerado no mesmo ritmo que o volume de produção e, portanto, que a lucratividade.

Num matadouro moderno típico, o gado é conduzido por um corredor estreito em fila única até chegar ao açougueiro responsável pelo abate. Ele dispara uma pistola pneumática que introduz na testa do bicho uma vara retrátil de metal. O tiro deve ser preciso para deixá-lo inconsciente, mas há uma alta taxa de erro nas fábricas que usam esse tipo de equipamento — de fato, apenas 36 porcento dos matadouros que o usam atingem uma taxa aceitável, que seria de pelo menos 95 porcento dos disparos. Muitas vezes o animal precisa receber um segundo ou um terceiro tiro.

Quando o novilho cai, é içado por uma corrente presa a suas patas traseiras, pronto para ser sangrado e retalhado pelos trabalhadores que ficam na parte de baixo da linha de produção. O açougueiro usa uma faca comprida para cortar a garganta do novilho, seccionando a artéria carótida. A faca deve acertar o ponto exato para matar o animal sem crueldade. Com freqüência o animal desperta (pois nunca fica totalmente inconsciente) e começa a mover a cabeça ou a arquear as costas; outras vezes, os trabalhadores usam facas que não estão bem afiadas em decorrência das suas cotas de produção. Um animal pode ficar sete minutos na linha de produção e ainda continuar vivo. Alguns, na verdade, ainda estão vivos enquanto a sua pele é arrancada.[3]

Os animais são esfolados e desmembrados em poucos minutos após terem o pescoço cortado, e alguns ainda permanecem vivos a essa altura do processo. Eles são literalmente mortos "pedaço por pedaço". O medo e a dor do animal ainda vivo produzem hormônios que podem prejudicar a carne. Além disso, o medo em um animal vivo faz com que seus músculos se contraiam e que as artérias se apertem — isso faz com que o sangue se mantenha em seus tecidos e carne.

Quando se diz que "se os matadouros fossem de vidro, todo mundo seria vegetariano", nada mais longe da verdade!

O matadouro bíblico

O abate de animais na Bíblia era bem diferente do que acontece hoje. Primeiro, os animais não eram mortos nesse tipo de "fábrica de processamento". Não havia esses procedimentos no estilo de "linha de montagem". O procedimento habitual começava pela seleção do animal no rebanho, como é descrito em Deuteronômio 12:21: "Vocês poderão abater animais de todos os rebanhos que o SENHOR lhes der".

Esse método de abate é conhecido como *shehitah*. Os judeus acreditam que ele foi transmitido a Moisés como parte da "Torá oral" — a lei dada verbalmente por Deus a Moisés no Monte Sinai. Moisés revelou essa lei oral para os chefes religiosos de Israel que, por sua vez, transmitiram-no de geração a geração verbalmente. A Torá oral finalmente foi escrita como parte do Talmude no século II.

O método *shehitah* de abate destinava-se a causar o mínimo sofrimento ao animal e a resultar na extração da maior quantidade do seu sangue. O pescoço do animal devia ser cortado rapidamente com um corte de um lado para o outro. O movimento tinha por finalidade levar apenas uma fração de segundo e seccionar ao mesmo tempo a traquéia, o esôfago, os dois nervos vagos, ambas as artérias carótidas e a veia jugular. A lâmina da faca devia ser suficientemente longa e mantida bem afiada, sem qualquer ranhura ou irregularidade.

Devia-se limpar previamente o pescoço do animal, tirando qualquer vestígio de lama, pedrinhas, sujeita e areia. O corte devia ser feito sem hesitação, com um golpe certeiro e sem aplicar pressão — o fio da faca é que fazia o corte.

Depois de feito o corte, ele era examinado pelo carniceiro, chamado de *shochet*, que confirmava se a traquéia e o esôfago haviam sido correta e perfeitamente seccionados. Esse processo requer extrema habilidade e experiência — e devia ser executado também com piedade e respeito diante do fato de que Deus criou o animal que estava sendo abatido. Os carniceiros precisavam passar por um exame rigoroso e recebiam um certificado das autoridades rabínicas para exercer sua função.

Se algum desses procedimentos não fosse seguido, a carne seria considerada imprópria para consumo.

Após o abate, pulmões e outros órgãos internos do animal eram examinados. Os animais que tivessem se ferido em uma queda, ou sido dilacerados por um animal selvagem, ou tivessem sido envenenados, geralmente apresentariam um defeito em seus órgãos internos. Tais animais também eram considerados impróprios para consumo.

Com o uso desse método bíblico, os animais não sofriam mais do que o necessário. Os hormônios prejudiciais não eram lançados nos tecidos e no sangue. Um máximo de sangue era drenado do animal.

E quanto à carne de vitela?

Para a produção de carne de vitela hoje, os bezerros só podem mamar nas mães por um ou dois dias antes de serem afastados delas. São então trancados numa pequena baia e submetidos a uma dieta calórica isenta de ferro — isso torna o animal anêmico e resulta na cor pálida e na textura tenra da carne de vitela. Antibióticos são usados para evitar que adoeçam. Muitos desses animais desenvolvem aderências pulmonares. Eles certamente não passariam no teste do *shochet*.

O SANGUE É DRENADO DA CARNE KOSHER

Como observamos anteriormente, a lei levítica proíbe a ingestão de sangue, mesmo que ele venha de animais puros. Levítico 7:26-27 diz claramente: "Onde quer que vocês vivam, não comam o sangue de nenhuma ave nem de animal. Quem comer sangue será eliminado do meio do seu povo".

A carne kosher é meticulosamente drenada de todo o sangue. Como exatamente isso deve ser feito? Dois métodos são usados.

O primeiro método é de "imersão e salga". Na verdade, este é o método que define a palavra *kosher*. Nesse processo, a carne é perfeitamente lavada sob água fria corrente, e depois imersa em água fria por trinta minutos. Depois da imersão, ela é recoberta de todos os lados por uma camada de sal de grossura média, que absorve o sangue da carne. Em seguida, ela é colocada sobre uma superfície inclinada, para que o sangue escorra, e mantida com sal durante uma hora. Depois é minuciosamente lavada mais uma vez sob água corrente. A carne é rigorosamente enxaguada três vezes ou passa por mais três imersões sucessivas em água limpa. Esse enxágüe triplo ou as imersões sucessivas removem todo o sal e o sangue restantes.[4]

O outro método para preparar a carne kosher é grelhando-a. Neste método, a carne crua é muito bem lavada e polvilhada ligeiramente com sal. É então colocada numa grelha— esse método permite que todo o sangue escorra enquanto a carne é cozida. A carne pode ser virada para que grelhe uniformemente. Depois de grelhada, ela é enxaguada com água fria para retirar o sangue residual que ainda esteja aderido à sua superfície.

Muitos supermercados oferecem carne kosher. Neste caso, também o preço pode ser um pouco mais alto, mas a sua saúde vale mais.

O problema de comer demais

Ser glutão não é simplesmente comer quantidades maiores de comida. Do ponto de vista da Bíblia, também significa comer a comida errada.

Lemos em Provérbios:

> Quando você se assentar para uma refeição com alguma autoridade, observe com atenção quem está diante de você, e encoste a faca à sua própria garganta, se estiver

> com grande apetite. Não deseje as iguarias que lhes oferece, pois podem ser enganosas (23:1-3).

A comida do rico é descrita em vários lugares da Bíblia como "manjares". Tais comidas eram ricas em gordura, inclusive em carnes gordurosas.

A ingestão de carne nas Escrituras é freqüentemente associada à glutonaria. Por exemplo, a provisão diária de carne na corte do rei Salomão incluía "dez cabeças de gado engordado em cocheiras, vinte de gado engordado no pasto e cem ovelhas e bodes, bem como cervos, gazelas, corças e aves escolhidas" (1 Reis 4:23). Esse volume de carne era considerado excessivo por aqueles que escreveram sobre Salomão — a carne era um sinal de que ele sobrecarregava a produtividade da terra em prol de seus objetivos políticos e de seu luxo pessoal.

A Bíblia adota uma postura forte contra a glutonaria — o hábito de comer demasiadamente:

> Ouça, meu filho, e seja sábio; guie o seu coração pelo bom caminho. Não ande com os que se encharcam de vinho, nem com os que se empanturram de carne. Pois os bêbados e os glutões se empobrecerão, e a sonolência os vestirá de trapos (Provérbios 23:19-21).

O castigo para a glutonaria é severo na Lei de Moisés. Beber e comer em excesso eram a marca dos "obstinados e rebeldes" (veja Deuteronômio 21:20). Por causa disso, o castigo para aqueles que eram indóceis e rebeldes era a morte por lapidação (v. 21).

Ao longo da sua história, os judeus encararam aqueles que comiam e bebiam em excesso como pessoas egoístas, comodistas e indisciplinadas. Esses traços de caráter são o oposto das qualidades morais divinas de moderação, autocontrole e generosidade para com os outros.

Glutonaria no deserto

Em Números 11, encontramos uma interessante história sobre os israelitas. Enquanto vagavam pelo deserto, eles se queixavam e reclamavam sobre sua provisão diária de maná. Conta-se em Números 11:4 que a multidão começou a perguntar: "Quem nos dará carne para comer?" Essa pergunta surgiu porque a população foi "atacada por um desejo desenfreado".

Deus respondeu a esse desejo do seguinte modo:

> Depois disso, veio um vento da parte do SENHOR que trouxe codornizes do mar e as fez cair por todo o acompanhamento, a uma altura de noventa centímetros, espalhando-as em todas as direções num raio de um dia de caminhada. Durante todo aquele dia e aquela noite e durante todo o dia seguinte, o povo saiu e recolheu codornizes. Ninguém recolheu menos de dez barris. Então eles as estenderam para secar ao redor de todo o acampamento. Mas enquanto a carne ainda estava entre os seus dentes e antes que a ingerissem, a ira do SENHOR acendeu-se contra o povo, e ele o feriu com uma praga terrível. Por isso o lugar foi chamado Quibrote-Hataavá, porque ali foram enterrados os que tinham sido dominados pela gula (Números 11:31-34).

Repare que a pessoa que menor quantidade de codornizes juntou tinha dez gomores delas — isto é, mais do que 40 quilos de codornizes!

A mensagem clara nesse texto não é que as pessoas morreram porque comeram as aves, e sim porque elas tinham um espírito glutão, e porque "cederam ao desejo desenfreado".

QUATRO COISAS QUE DEVERÍAMOS FAZER

Se meus pacientes e clientes comem carne vermelha, recomendo-lhe com insistência o seguinte:

1. Reduza a quantidade ingerida de proteína animal. Coma menos porções de carne vermelha por mês.
2. Verifique se a gordura da carne que vai comer foi retirada. Escolha carne "extra-magra" e "de pastagem" e, se possível, compre carne kosher.
3. Conserve a carne na parte mais fria da geladeira e use-a dentro de dois a cinco dias a contar da compra. Carne moída e salsichas devem ser jogadas fora depois de dois dias. Carnes congeladas devem ser descongeladas dentro da geladeira.
4. Cozinhe a carne moída a uma temperatura de pelo menos 75 graus. Carnes já cozidas não devem ficar fora da geladeira por mais de duas horas. Se você fizer um piquenique, não esqueça de colocar na geladeira os hambúrgueres crus que sobraram o mais depressa possível. Se eles ficarem fora da geladeira ainda que por poucas horas, as bactérias se multiplicarão rapidamente. Quando for aquecer sobras que contenham carne, use a temperatura adequada. Isso inclui a pizza, que também deve ser aquecida a 75 graus.

AVES E OVOS

A Lei de Moisés deu instruções muito específicas sobre o consumo de aves:

> Estas são as aves que vocês considerarão impuras, das quais não poderão comer porque são proibidas: a águia, o urubu, a águia-marinha, o milhafre, o falcão, qualquer espécie

> de corvo, a coruja-de-chifre, a coruja-de-orelha-pequena, a coruja-orelhuda, qualquer espécie de gavião, o mocho, a coruja-pescadora e o corujão, a coruja-branca, a coruja-do-deserto, o abutre, a cegonha, qualquer tipo de garça, a poupa e o morcego (Levítico 11:13-19).

Vinte e quatro tipos de aves são identificados em Levítico, principalmente aves de rapina. Em Deuteronômio 14:13-15, encontramos a expressão "qualquer espécie" associada a várias espécies de aves, embora nenhuma descrição das aves proibidas seja dada.

Deuteronômio 14:20 estipula: "Mas qualquer criatura que tem asas, sendo pura, vocês poderão comer". Essas aves incluem galinhas, gansos, perus, patos e pombos.[6]

Na época de Jesus, os judeus comiam aves domésticas, como galinhas, gansos, pombos, perdizes, patos e codornizes. Não dispomos de referências específicas que atestem que Jesus comia aves. Contudo, ele se referiu a pintos e galinhas numa fala registrada em Mateus 23:37:

> Jerusalém, Jerusalém, você, que mata os profetas e apedreja os que lhe são enviados! Quantas vezes eu quis reunir os seus filhos, como a galinha reúne os seus pintinhos debaixo das suas asas, mas vocês não quiseram.

As leis relativas ao abate da carne vermelha também se aplicam ao abate das aves. Da mesma forma, para a preparação kosher deve-se grelhar, deixar na água e salgar a carne das aves.

O problema com as nossas aves hoje

Hoje as galinhas, como o gado, recebem habitualmente esteróides, hormônios de crescimento e antibióticos. Tanto as galinhas quanto os ovos são portadores de cepas das bactérias salmonela, *staphylococcus* e *campilobacter* resistentes a medicamentos. Essas bactérias patogênicas costumam estar associadas a envenenamento alimentar.

As galinhas são confinadas em condições de superlotação que não lhes permitem praticamente movimentar-se, e o resultado é o aumento de gordura em sua carne. Galinhas orgânicas, criadas soltas, e galinhas kosher alimentam-se basicamente de grãos e relva, e são mantidas livres de hormônios, antibióticos e pesticidas. Elas têm bem menos gordura do que as galinhas criadas nas "fábricas".

O consumo de frango no Brasil tem ultrapassado o de carne bovina nos últimos dez anos, com um aumento de 12,7 kg por pessoa em 1989 para 35,4 kg em 2005. A vantagem é que o quilo de frango é bem mais barato.

E QUE TAL COMER OVOS?

Os ovos também eram consumidos nos tempos bíblicos. Seu uso na alimentação era até mesmo bastante difundido.

Uma das perguntas mais interessantes feitas no livro de Jó é esta: "Pode alguém saborear a clara de um ovo?" E Jó prossegue: "Recuso-me a tocar nisso; esse tipo de comida causa-me repugnância" (Jó 6:6-7).

Jesus, entretanto, considera os ovos sob uma luz mais positiva. Ele os colocou na categoria das boas dádivas quando ensinou:

> Peçam, e lhes será dado; busquem, e encontrarão; batam, e a porta lhes será aberta. Pois todo o que pede, recebe; o que busca, encontra; e àquele que bate, a porta será aberta. Qual de vocês, se seu filho pedir pão, lhe dará uma pedra? Ou se pedir peixe, lhe dará uma cobra? Se vocês, apesar de serem maus, sabem dar boas coisas aos seus filhos, quanto mais o Pai de vocês, que está nos céus, dará coisas boas aos que lhe pedirem! (Lucas 11:9, 11-13).

Os ovos eram preparados de várias maneiras, inclusive fervidos ou fritos. Alguns cozinhavam peixe sob uma camada de ovos.

Aconselho que você escolha ovos de galinhas de terreiro. Essas galinhas, como observamos acima, não recebem hormônios, antibióticos ou pesticidas, e em geral se alimentam com grãos e relva — todos esses fatores reforçam o valor nutricional do ovo.

Se um ponto de sangue é encontrado num ovo fertilizado, é possivelmente um sinal de que o embrião do pinto começara a se formar. Ovos com pontos de sangue são proibidos segundo as leis para os alimentos kosher.

Muitas pessoas evitam ovos porque temem problemas com o colesterol. O que acontece é que a gema do ovo é uma das fontes mais conhecidas de colina, a matéria-prima usada no corpo para produção de acetilcolina, um dos mais importantes neurotransmissores associados à função cerebral e à memória. Além de colina, os ovos contêm ácido fólico, vitaminas B, antioxidantes e gorduras insaturadas.

O que a maioria das pessoas não entende é que as gemas de ovo têm alto teor de lecitina — um agente que emulsifica — ou quebra — o colesterol contido na própria gema. Um estudo da Universidade de Harvard, em abril de 1999, mostrou que é improvável que comer um ovo por dia aumente o risco de doenças cardíacas ou de derrame. O consumo de um ovo por dia pode ajudar a prevenir doenças cardíacas.[8]

A melhor maneira de evitar bactérias patogênicas que costumam se associar aos ovos é assegurar-se de que eles estão cozidos. Aconselho que você nunca acrescente ovos crus a uma bebida energética ou vitamina. Também aconselho que evite molhos de salada feitos com ovos crus. Se a receita pede um ovo cru, é melhor substituí-lo por claras pasteurizadas.

Assegure-se de que cozinhou o ovo até a gema ficar dura. Quem gosta de ovo com gema mole corre maior risco de contrair salmonela.

Os ovos devem ser conservados na parte mais fria da geladeira e mantidos nas embalagens em que são comprados. Não guarde os ovos por mais de três semanas.

CINCO COISAS QUE DEVEMOS FAZER

Há várias mudanças que muitos de nós devemos fazer quando se trata de comer aves e ovos. Eis aqui quatro medidas importantes sobre essa questão:

1. Limite as porções de ave a 110 gramas e prefira a carne branca à carne escura.
2. Escolha galinhas de terreiro.
3. Retire toda a gordura e toda a pele da galinha.
4. Cozinhe no forno, grelhe ou asse a galinha em lugar de fritá-la ou cozinhá-la na panela com gordura.
5. Limite o consumo de ovos a não mais de três ou quatro por semana.

O QUE JESUS COMERIA?

Jesus comia carnes kosher puras — de animais criados soltos, abatidos segundo a maneira bíblica, drenados de seu sangue e sem o excesso de gordura. Jesus comia carne vermelha muito raramente. Ele também comia aves e ovos puros — também sem o excesso de gordura, e ocasionalmente.

Podemos seguir seu exemplo limitando nosso consumo de carne vermelha, escolhendo carne e aves kosher e de terreiro, removendo toda a gordura antes de prepará-los e cozinhando os produtos animais sem gordura. Devemos limitar nosso consumo de ovos e comprar ovos de galinhas de terreiro.

Capítulo Cinco

Outras formas de proteínas que Jesus comia

Uma das primeiras declarações que Deus fez a Moisés no meio de uma sarça ardente foi esta:

> Por isso desci para livrá-los das mãos dos egípcios e tirá-los daqui para uma terra boa e vasta, onde manam leite e mel (Êxodo 3:8).

A maioria das pessoas que já leram essa frase sabe que "uma terra... onde manam leite e mel" era considerada uma bênção, mas não percebe plenamente o que a frase significa. Uma terra "onde manam leite e mel" era uma terra com pastagens tão exuberantes que gado, carneiros e cabras podiam pastar à vontade, e dessa forma produzir leite em abundância. Uma terra "onde manam leite e mel" era uma terra com uma vegetação tão exuberante em flores e frutas que fornecia néctar em abundância para as abelhas. A maioria de nós gostaria de viver numa terra assim!

O que acontecia com o leite produzido pelos rebanhos almejados pelos antigos israelitas? Em geral, era usado para alimentar bezerros e cordeiros. Apenas uma pequena parte se destinava ao consumo humano. Os israelitas usavam leite de vaca (Isaías 28:9), de cabra (Provérbios 27:27), de ovelha (Deuteronômio 32:14) e de camela (Gênesis 32:15). Certamente as criancinhas eram alimentadas com o leite da mãe ou com o de uma ama-de-leite quando possível.

O leite usado pelos israelitas era geralmente consumido na forma de manteiga, queijo ou coalhada. Lemos em Deuteronômio 32:14 sobre a "coalhada e leite do gado e do rebanho". O queijo é mencionado em 1 Samuel 17:18. Jessé, pai de Davi, deu-lhe dez queijos para serem levados ao capitão do exército israelita.

Muitos estudiosos da Bíblia acreditam que a "manteiga" da Bíblia era de fato uma espécie de leite coalhado, cultivado de uma maneira muito semelhante ao iogurte. Leite coalhado, em algumas traduções, também se refere a queijo.[1]

Embora no tempo de Jesus as pessoas consumissem um pouco de manteiga, queijo e coalhada, é improvável que realmente bebessem leite. Você tem consciência de que o ser humano é o único mamífero que continua a beber leite depois de adulto? Os outros animais, parece, são mais sábios do que nós a esse respeito. Apenas os jovens bebem leite — o que é importante para a construção dos tecidos.

O ALTO TEOR DE GORDURA DO LEITE

Manteiga, leite e queijo têm, todos eles, alto teor de gordura saturada. A manteiga contém 81 porcento de gordura. O queijo, de um modo geral, tem 75 porcento de gordura saturada. O leite integral, embora contenha apenas 4 porcento de gordura saturada, tira 48 porcento de suas calorias dessa gordura.

Ingerir gorduras saturadas de laticínios eleva os níveis de LDL (mau colesterol). Inversamente, reduzir ou evitar a gordura dos laticínios e evitar cortes de carne gordurosos na nossa dieta quase sempre resulta em níveis mais baixos de LDL.

Pasteurização e homogeneização

O leite integral passa por um processo de pasteurização, que requer que ele seja aquecido a uma temperatura de 72 a 75 graus durante 45 minutos, para matar as bactérias nocivas. Mas esse processo também mata as bactérias benéficas. A pasteurização desnatura as enzimas do leite e altera a estrutura da proteína, o que pode ser um dos motivos para que algumas pessoas sejam alérgicas a laticínios. Além disso, a pasteurização reduz a capacidade de absorção do cálcio contido no leite.

Depois da pasteurização, o leite também passa pelo processo de homogeneização. Este processo quebra a gordura da manteiga em gotas minúsculas que são muito pequenas para subir à superfície do leite. Essas gotículas de gordura produzidas por homogeneização conseguem passar facilmente para a corrente sanguínea, enquanto as gotículas de gordura na manteiga não homogeneizada não são absorvidas tão bem. Assim, com o leite homogeneizado, uma percentagem mais alta de gordura entra para a corrente sanguínea, o que resulta na elevação de triglicerídeos e colesterol.

Por causa da maior absorção das pequenas partículas de gordura do leite homogeneizado, a enzima xantina oxidase, presente na gordura da manteiga, acaba danificando a camada interna dos vasos sanguíneos, o que prepara o caminho para o aparecimento de placas nas artérias das pessoas. Inúmeras doenças degenerativas decorrem do aumento dos triglicerídeos e desse aumento da formação de placas.

Manteiga

A manteiga era um produto muito raro no tempo de Jesus, porque manteiga requer refrigeração. Em geral, o que era usado como manteiga naquela época era azeite de oliva, e não manteiga feita com leite.

Se você pretende comer manteiga, aconselho que a misture em partes iguais com azeite de oliva. A melhor maneira de fazer isso é derreter a manteiga e em seguida acrescentar o azeite. Ponha a mistura na geladeira para que fique sólida. Use com moderação.

AS VANTAGENS DO LEITE DESNATADO E DESENGORDURADO

Embora o leite integral, gorduroso, não deva ser usado por adultos, o leite desnatado ou desengordurado pode ser. Pesquisas feitas na Universidade Vanderbilt descobriram que o leite desnatado parece baixar a produção de LDL (mau colesterol) pelo fígado. O cálcio do leite desnatado pode também ter efeitos benéficos sobre a pressão alta e sobre a hipertensão mais leve.

Um copo de leite contém os seguintes elementos:

Cálcio	250 miligramas
Proteína	8,4 gramas
Potássio	406 miligramas
Sódio	126 miligramas

Eis alguns benefícios do leite para a saúde:

- o cálcio do leite fortalece os ossos das crianças e pode ajudar a prevenir ou baixar o risco de desenvolvimento de osteoporose em mulheres idosas;
- o cálcio do leite pode ajudar a baixar a pressão sanguínea;
- o alto conteúdo de cálcio e vitamina D do leite ajuda a prevenir o câncer do cólon.

Apesar desses benefícios, quem tem alergia, sensibilidade ou intolerância a leite deve evitar os derivados do leite, ou consumi-los apenas periodicamente. Eu, pessoalmente, recomendo o leite de soja em lugar do leite comum. Entretanto, se você quer tomar leite, escolha leite desnatado.

Queijo e coalhada

Uma vez que o leite não podia ser guardado em geladeira nos tempos de Jesus, ele precisava ser fermentado para não estragar. A manteiga, a coalhada e o queijo mencionados na Bíblia eram feitos com leite fermentado de vacas, cabras, camelas e ovelhas.

O profeta Isaías previu o dia em que o rei da Assíria e suas tropas atacariam os israelitas. Isaías disse que nesse dia:

> Naquele dia o homem que tiver uma vaca e duas cabras terá coalhada para comer, graças à fartura de leite que elas darão. Todos os que ficarem na terra comerão coalhada e mel (Isaías 7:21-22).

Coalho, nesta passagem, refere-se a queijo ou coalhada espessa.

O queijo nos tempos bíblicos

Nos tempos da Bíblia, o queijo era misturado com freqüência a alho, salsa, tomilho, endro e azeite de oliva. Isso é uma coisa que se pode fazer hoje em dia.

Comece com 250 gramas de queijo cottage, queijo minas frescal ou cream cheese desnatado. Acrescente quatro dentes de alho, duas colheres de sopa de azeite de oliva, uma colher de sopa de tomilho, uma de endro e salsa fresca. Se não encontrar essas ervas frescas, use apenas uma colher de chá dessas mesmas ervas, porém secas. Acrescente sal a gosto. A mistura fica ótima com pão feito com cereais.

Aliás, é bom que você saiba que se gasta cerca de quatro litros e meio de leite para fazer um queijo de 250 gramas. Esta é uma das razões para o queijo custar muito mais que o leite.

Recomendo que você limite seu consumo tanto de manteiga quanto de leite a ocasiões especiais.

Coalhada é um "superalimento"

A coalhada é o mais saudável dos laticínios. É um produto cultivado, no qual o leite é inoculado com bactérias que fermentam o açúcar do leite, transformando-o em ácido lático. Contém *lactobacillus acidophilus* e outras bactérias benéficas, assim como vitaminas A e B. Ao escolher coalhada ou iogurte, é melhor escolher produtos sem gordura e sem adição de açúcar, frutas ou corantes e aromatizantes artificiais. Você poderá acrescentar frutas frescas ao seu iogurte para melhorar seu sabor. Coalhadas e iogurtes devem conter culturas vivas de bactérias, especialmente *lactobacillus acidophilus* e *bifidobacterium*. Esses tipos de iogurte são encontrados em geral nas lojas de produtos naturais.

Coalhada e iogurte são considerados no mundo inteiro como "um superalimento", que sempre esteve presente na dieta das populações da Turquia, Armênia e das regiões remotas do Cáucaso, famosas por sua longevidade.

O iogurte é excelente para a construção dos ossos. Está associado à prevenção de resfriados, alergias e câncer. Ajuda a prevenir infecções intestinais graves e melhora a função intestinal.

Eis o que se obtém com uma única xícara de iogurte desnatado:

Calorias	144
Colesterol	14 miligramas
Carboidratos	16 gramas
Gordura	3,5 gramas
Proteína	11,9 gramas
Cálcio	415 miligramas
Sódio	159 miligramas
Potássio	531 miligramas

Em contrapartida, o iogurte com sabor de frutas pode conter 225 calorias ou mais em uma única xícara.

Uma salada muito popular no Oriente Médio é preparada com iogurte. Para duas xícaras de iogurte natural, adicione duas colheres de sopa de hortelã fresca picada (ou duas colheres de chá de hortelã seca), dois dentes de alho amassados e dois pepinos grandes fatiados. Essa mistura às vezes é servida sobre uma camada de agrião ou sobre rabanetes fatiados.

Certamente você pode comer iogurte natural desnatado com culturas vivas com mais freqüência do que queijo ou manteiga.

Uma fonte de proteína inacessível para Jesus

Uma das principais fontes de proteína de alta qualidade no mundo vegetal é a soja. Infelizmente, a soja não existia em Israel nos tempos de Jesus. Se existisse, tenho certeza de que Jesus a comeria regularmente.

A soja é nativa da China e vem sendo cultivada nesse país há mais de treze mil anos. É o feijão mais plantado e usado no mundo.

Os Estados Unidos e o Brasil são grandes produtores mundiais de soja. Nos EUA, a produção supera a de trigo, milho e algodão, mas se destina principalmente à fabricação de óleo e ração animal.

O perfil aminoácido da soja é comparável à proteína contida nos alimentos de origem animal. Um acre de plantações de soja pode fornecer quase vinte vezes a quantidade de proteína do gado criado no mesmo espaço de terra. A soja é cheia de fitonutrientes que são poderosos protetores contra o câncer.

Os japoneses consomem trinta a cinqüenta vezes mais produtos de soja que os americanos.[2] Eles têm aproximadamente um quarto de incidência de câncer de seio e de próstata que os americanos. A soja contém fitoestrógenos, também conhecidos como isoflavonas, substâncias que se ligam aos receptores de estrogênio. O resultado disso é um efeito estrogênico muito mais fraco, o que, por sua vez, reduz o risco de câncer de mama. O mesmo efeito reduz a incidência do câncer de próstata nos homens. A soja também contém inibidores de protease, que comprovadamente inibem o crescimento de outros tipos de câncer em animais.

A soja é eficaz na redução dos níveis de colesterol, e por isso ajuda a prevenir doenças cardíacas.

Também já foi comprovado que a soja ajuda na prevenção da osteoporose assim como das ondas de calor que as mulheres sentem na menopausa. Produtos de soja têm alto teor de cálcio e isto, junto com os altos níveis do fitoestrógeno genistina que contém, ajuda a prevenir a perda óssea na pós-menopausa. Alimentos e suplementos à base de soja são importantes no controle dos calores e da secura vaginal associados à menopausa. A soja também pode ser eficaz no controle dos sintomas da síndrome pré-menstrual.

A soja é disponível sob várias formas, inclusive o missô — pasta de soja fermentada, usada com freqüência no preparo de sopas orientais. Outras formas comuns da soja no comércio são o tofu (queijo de soja), a farinha de soja, soja em grãos, proteína de soja em pó, leite de soja e *tempeh* (soja fermentada). Suplementos de isoflavonas e genistina também podem ser comprados nas lojas de produtos naturais.

Outros plantas protéicas

Muitas outras plantas podem contribuir como suplementos de proteína, embora a proteína da maioria delas seja incompleta. Vários tipos de feijão e legumes devem ser combinados com cereais integrais para a obtenção de uma proteína completa.

Quanto de proteína?

Qual a quantidade de proteína que precisamos ingerir por dia? Um adulto necessita em média de cerca de 0,8 gramas de proteína por quilo. Isso significa que um adulto médio, com 70 quilos, precisará de 56 gramas de proteína por dia. Bebês e crianças pequenas precisam de mais proteína em relação ao peso corporal do que os adultos, e pessoas idosas precisam de ainda menos. O ocidental, contudo, come habitualmente entre 100 e 200 gramas de proteína por dia, quase sempre em forma de carne.

Uma das melhores coisas que podemos fazer por nossa saúde é reduzir nosso consumo total de proteína. A melhor forma de fazer isso é diminuir a quantidade de carne e confiar mais em algumas fontes vegetais de proteína.

Jesus seguia uma dieta equilibrada, e não tenho dúvida de que ele também comia proteínas balanceadas de várias fontes. Nossos corpos necessitam de proteína, mas não de uma overdose.

O QUE JESUS COMERIA?

Jesus comia iogurte e um pouco de queijo e manteiga, em geral em ocasiões especiais. Em sua dieta diária, os laticínios se enquadravam mais na categoria de condimentos do que na de pratos principais ou bebidas.

Devemos limitar nosso consumo de laticínios a produtos sem gordura ou com baixo teor de gordura, principalmente iogurtes com cultura viva. Devemos comer manteiga e queijo ocasionalmente e em pouca quantidade.

Capítulo Seis

Os vegetais que Jesus comia

Como eu disse num capítulo anterior, o desígnio inicial de Deus para a humanidade era que homens e mulheres fossem vegetarianos. Logo no primeiro livro da Bíblia, Deus diz: "Eis que lhes dou todas as plantas que nascem em toda a terra e produzem sementes, e todas as árvores que dão frutos com sementes. Elas servirão de alimento para vocês" (Gênesis 1:29).

O plano de Deus era também que as outras criaturas criadas fossem vegetarianas. Ele disse: "E dou todos os vegetais como alimento a tudo o que tem em si fôlego de vida: a todos os grandes animais da terra, a todas as aves do céu e a todas as criaturas que se movem rente ao chão" (Gênesis 1:30).

A única vegetação que existia fora dos limites do homem e da mulher era "a árvore do conhecimento do bem e do mal" (Gênesis 2:17). A determinação de Deus era que Adão e Eva poderiam comer de todos as demais árvores do Jardim, exceto daquela.

Depois que Adão e Eva se rebelaram contra Deus e foram expulsos do Jardim, o solo foi amaldiçoado. E ele disse a Adão e a Eva a respeito da terra:

> Ela lhe dará espinhos e ervas daninhas, e você terá que alimentar-se das plantas do campo (Gênesis 3:18).

Adão então cultivou o solo. O período vegetariano da Bíblia durou do tempo de Adão ao tempo de Noé, e ao longo desse período vegetariano as pessoas tinham vida muito mais longa do que passaram a ter nas eras posteriores.

Seria Jesus vegetariano? Não. Sabemos que ele freqüentemente consumia peixe. Também sabemos que comeu carneiro na Festa da Páscoa. É provável que comesse outras carnes também durante épocas de festa e em ocasiões especiais, como casamentos.

E Jesus comia legumes e verduras? Certamente sim. Não temos referências diretas a isso, mas os vegetais eram o principal sustento da dieta durante os tempos bíblicos.

Com exceção dos anos em que comiam maná no deserto, os israelitas sempre comeram uma dieta rica em legumes, ervas e especiarias retiradas de plantas, em grande variedade.

Números 11:15 conta-nos que os israelitas ansiavam pelos seguintes alimentos que existiam no Egito: pepinos, melões, alhos bravos (alho-poró), cebolas e alhos, assim como pela abundância de peixe que tinham à sua disposição no Egito. Devemos observar que esses alimentos não eram ruins para os israelitas por serem egípcios — ao contrário, eles faziam parte da sua dieta cotidiana[3] enquanto viviam no Egito e eram, portanto, alimentos de que sentiram falta quando vagaram pelo deserto.

O fato é que esses alimentos — pepinos, melões, alho-poró, cebola e alho — eram alimentos muito saudáveis, totalmente aprovados por Deus nas leis dietéticas transmitidas a Moisés.

Vamos passar uma vista em alguns dos principais vegetais consumidos nos dias de Jesus.

Feijões e lentilhas

Feijões e ervilhas são cultivados facilmente, e nos tempos bíblicos eram usados para fazer purês, sopas ou, quando misturados com milhete, um pão rústico. Eram facilmente secados e armazenados.

A história de Esaú e Jacó é um dos mais poderosos relatos do Gênesis. O livro conta-nos que Esaú estivera no campo caçando durante o dia inteiro e chegou em casa com muita fome, a ponto de quase desfalecer (ele podia estar sofrendo de baixa taxa de açúcar no sangue!). Esaú sentiu o cheiro de uma sopa cozinhando, então pediu a seu irmão Jacó: "Dê-me um pouco desse ensopado vermelho aí. Estou faminto!" (Gênesis 25:30).

O ensopado vermelho a que ele se referia é um prato muito antigo no Oriente Médio. É feito de feijões e ervilhas fervidas com alho — um prato muito saboroso, cheiroso e nutritivo. Jacó aproveitou-se da fome do irmão e respondeu: "Venda-me primeiro o seu direito de filho mais velho" (Gênesis 25:31).

Nos tempos bíblicos, o filho mais velho desfrutava de uma posição privilegiada, que era sua apenas por ter nascido primeiro. Essa primogenitura deu a Esaú o privilégio de herdar uma porção dupla dos bens de seu pai; ele também esperava uma bênção especial antes que seu pai morresse, de modo a poder usar plenamente esse privilégio. A primogenitura também significava que ele se tornaria o chefe da família após a morte do pai.

Um pai não podia transferir esses direito para outro filho, mas um primogênito podia abdicar de seus direitos. Esaú fez exatamente isso. Ele disse: "Estou quase morrendo. De que me vale esse direito?" (Gênesis 25:32). Jacó respondeu: "Jure primeiro" (v. 33). E Esaú lhe jurou e vendeu sua primogenitura a Jacó. Em troca, Jacó deu a Esaú "pão com ensopado de lentilhas" (v. 34).

Como resultado, todos os judeus tornaram-se descendentes de Jacó e não de Esaú. Apenas porque uma sopa de ervilhas foi tão tentadora para um homem que deu tão pouca importância a seu próprio destino!

O alto valor dos feijões para a saúde

Os feijões estão cheios de fibra solúvel, o que ajuda a baixar o LDL (mau colesterol) e a reduzir a pressão sanguínea.

Conhecido pesquisador da Universidade de Kentucky, o Dr. James Anderson recomenda no mínimo uma xícara por dia de feijões cozidos para prevenir doenças cardíacas. Ele descobriu em suas pesquisas que homens de meia-idade que se alimentavam com uma dieta bem equilibrada que incluía feijões reduziam acentuadamente os níveis de colesterol em até 19 porcento. Estudo semelhante realizado na Universidade de Minnesota teve os mesmos resultados quando os indivíduos observados comiam uma xícara de feijões cozidos diariamente no lugar de açúcar, pão e batatas.

A fibra dos feijões também contribui para manter estável o nível de açúcar no sangue, tira a fome e, como já foi comprovado, reduz a exigência de insulina nos diabéticos. Os feijões também previnem a constipação e o desenvolvimento de hemorróidas, entre outros problemas intestinais. Dietas em que o feijão está presente ajudarão a baixar a risco de desenvolvimento de certos tipos de câncer.

Feijão e alho freqüentemente são cozidos juntos para a confecção de uma versão primitiva de remédio contra a tosse.

Até mesmo o feijão enlatado traz algum benefício terapêutico. Não costumo recomendar feijão em lata por causa da grande quantidade de sal, mas, se você precisar usar, escorra-o em água fresca para remover um pouco do sal.

Os feijões têm muita vitamina C, a qual, por sua vez, tem valor antioxidante. Uma xícara de feijão contém:

- 6 a 7 gramas de fibra;
- potássio, ferro e tiamina;
- 12 gramas de carboidratos complexos ou amidos;
- 17,9 gramas de proteína.

E uma xícara de feijão não contém colesterol nem gordura, praticamente.

Você percebe pela informação acima que feijão é um alimento rico em proteína. Em geral, proporciona duas a quatro vezes mais proteínas que os cereais. Ele até já foi chamado de "carne do pobre".

No ano de 597 a.C., o rei Joaquim rendeu-se ao exército da Babilônia, que tomou Jerusalém, e foi mandado para o exílio. Com o rei, foram cerca de dez mil homens — soldados, artesãos e líderes religiosos. Entre esses homens estava Ezequiel, o profeta. Ezequiel levou a palavra de Deus aos que estavam vivendo no exílio. Ele se via como uma "sentinela" — alguém que devia dar o alerta quando houvesse um perigo iminente. Ele era também um pouco como um ator. Deus freqüentemente lhe recomendava que dramatizasse, ou interpretasse, as suas mensagens, de maneira que elas pudessem ser apreciadas e compreendidas com facilidade pelos israelitas exilados.

Em Ezequiel 4, o Senhor ordenou ao profeta que ficasse à sua esquerda durante 390 dias e, quando ele acabou de cumprir essa ordem, o Senhor disse-lhe que ficasse à sua direita durante 40 dias. Ezequiel representou Israel como se estivesse do seu lado esquerdo (Israel era o reino situado ao norte) e Judá como estando do seu lado direito (Judá era o reino situado ao sul). A duração do tempo em que Ezequiel permaneceu em cada lado representava o tempo que os reinos de Israel e Judá seriam punidos por seus pecados.

Deus disse a Ezequiel: "Pegue trigo e cevada, feijão e lentilha, painço e espelta; ponha-os numa vasilha e com eles faça pão para você" (Ezequiel 4:9). Ezequiel devia comer vinte *shekels* do seu pão por dia, e água. Isso equivalia a cerca de 230 gramas de pão. O Senhor também lhe ordenou que comesse bolos de cevada, cozidos numa fogueira que usava excrementos humanos como combustível (veja Ezequiel 4:12).

Repare que Ezequiel viveu do seu pão durante 430 dias! O pão era uma combinação de cereais (trigo, cevada, milho e centeio), legumes e feijão. Era uma mistura completa de proteínas.

O pão de Ezequiel pode ser encontrado em muitas lojas de alimentos naturais. Alguns desses produtos são pães feitos com sementes germinadas, que são ainda mais nutritivos. Quando uma semente brota para formar uma nova planta, os novos brotos são muito ricos em nutrientes. O conteúdo de proteína em geral aumenta entre 15 e 30 porcento. O conteúdo de clorofila e fibra também aumenta, e o broto costuma ter uma cor bem verde. O teor de vitamina B e de vitamina C dos brotos é mais alto, e eles contêm enzimas vivas.

Aqui vai uma receita atualizada do pão de Ezequiel:

PÃO DE EZEQUIEL
UMA RECEITA DO VELHO TESTAMENTO

2 ½ xícaras de trigo integral
1 ½ xícara de centeio integral
½ xícara de cevada
½ xícara de milho
¼ de xícara de lentilhas
2 colheres de sopa de feijão branco (não cozido)
2 colheres de sopa de feijão vermelho (não cozido)
2 colheres de sopa de feijão carioquinha (não cozido)
2 xícaras de água morna (em etapas)

½ xícara mais 1 colher de chá de mel (em duas etapas)
2 colheres de sopa de fermento
¼ xícara de azeite de oliva extra-virgem

Misture os primeiros oito ingredientes numa vasilha grande. Ponha a mistura num moedor de farinha e triture. A farinha obtida deve ter a consistência da farinha comum. Farinha muito grossa pode causar distúrbios digestivos. Isso dá para oito xícaras de farinha. Use quatro para cada forma de pão.

Meça as quatro xícaras da farinha e despeje-as em outra vasilha grande. Guarde o restante no *freezer* para uso futuro.

Meça uma xícara de água morna e coloque-a numa vasilha menor. Acrescente uma colher de chá de mel e o fermento à água. Mexa para dissolver. Cubra e deixe esperando, enquanto o fermento cresce, por cinco a dez minutos.

Numa outra vasilha menor, misture azeite, ½ xícara de mel, e o restante da água morna. Mexa bastante, e então acrescente isso à mistura de farinhas na vasilha maior. Junte também a preparação de fermento e mexa até tudo ficar bem misturado. A massa resultante deve ter uma consistência um pouco pesada. Espalhe a mistura uniformemente numa forma de 70 a cem centímetros quadrados, untada com óleo de cozinha sem colesterol. Deixe a mistura crescer por uma hora num lugar aquecido.

Cozinhe no forno a 190 graus por cerca de trinta minutos. Verifique se está pronto enfiando um palitinho até que ele saia limpo. O pão deve ter a consistência de um pão de milho.

Fonte: *A cura pela Bíblia*, Reginald Cherry (Danprewan, 1998).

Lentilhas

As lentilhas eram amplamente consumidas em Israel nos tempos bíblicos. Elas são, aliás, um dos cultivos mais antigos da humanidade. Indícios arqueológicos indicam que já eram produzidas na Ásia Menor 18.000 anos antes de Cristo.

Contêm 7,5 porcento de proteína, porém são deficientes nos aminoácidos metionina e cisteína. Têm muito pouca quantidade de gordura e altas quantidades de fibras solúveis que ajudam a baixar o colesterol e a controlar o açúcar no sangue.

As lentilhas são boas em combinação com outros vegetais em sopas, cozidos e caçarolas (observe que a receita dada a Ezequiel contém lentilhas).

Grão-de-bico

Outro tipo de feijão comum no Oriente Médio é o grão-de-bico. Ele deve ficar de molho de véspera na geladeira, e no dia seguinte a água deve ser descartada. Acho que o grão-de-bico fica melhor quando é cozido por cerca de uma hora e então passado num processador de alimentos. A mistura de grão-de-bico, tahine, suco de alho, alho, sal, pimenta e cominho é chamada de hummus (uma receita dessa pasta é fornecida no último capítulo deste livro).

O hummus é uma pasta com a consistência de uma massa de bolo. Em Israel, as pessoas costumavam comer hummus mergulhando um pedaço de pão árabe numa vasilha com a mistura. Azeite de oliva às vezes é acrescentado em pequena quantidade. O hummus é como a manteiga de amendoim do Oriente Médio.

O grão-de-bico também é usado para fazer *falafel* (almôndegas do Oriente Médio), como também muitos outros pratos.

Outros tipos de feijão

Os estudiosos da Bíblia crêem que muitos dos feijões mencionados na Bíblia sejam feijão-fava. Outros tipos de feijão também são altamente nutritivos, entre eles o feijão preto, o feijão manteiga, feijão-fradinho, feijão branco, feijão-roxo e as ervilhas. Todos eles são ricos em fibras solúveis e em proteína, porém pobres nos aminoácidos cisteína e metionina.

Preparando e comendo feijões

A melhor maneira de preparar feijões secos é deixando-os de molho de véspera em duas vezes a sua quantidade em água, e guardando-os na geladeira. A água em que ficaram de molho deve ser jogada fora antes de cozinhá-los.

Muitas pessoas relutam em comer feijão temendo que causem acúmulo de gases. Quando eles ficam de molho e a água é descartada, os efeitos dessa produção de gases diminuem.

Alho, cebola e alho-poró

Alho, cebola e alho-poró — todos três os tecnicamente membros da família das liliáceas — são parentes muito próximos. São usados tanto na cozinha como na medicina há milhares de anos.

Alho: benefícios poderosos para a saúde

O alho era usado pelos israelitas como alimento e remédio muito antes de Moisés conduzi-los para fora do Egito. De fato, pinturas de bulbos de alho foram descobertas nas paredes de túmulos egípcios anteriores a 3200 a.C., séculos antes de José assumir uma posição de liderança no Egito. Acredita-se que o alho dava força aos construtores das pirâmides e coragem às legiões romanas. Foi usado em ambas as guerras mundiais como potente antisséptico.

Os chineses usam alho por suas qualidades medicinais há mais de três mil séculos. Na Grécia antiga, Hipócrates, o pai da

Medicina, usava alho, assim como o filósofo Aristóteles. Embora não seja amplamente conhecido por suas pesquisas com o alho, o cientista francês Louis Pasteur de fato confirmou que o alho pode matar bactérias.

Pelo menos 67 variedades de alho e cebola foram identificadas como nativas do Oriente Médio. O Talmude judaico chega a especificar vários tipos de pratos que habitualmente são temperados com alho.

O ingrediente responsável pelo cheiro ativo do alho — a alicina — é também o que lhe dá suas poderosas propriedades antibióticas. Em centenas de experimentos científicos, comprovou-se que o extrato de alicina retirado do alho cru destrói germes que propagam doenças como botulismo, diarréia, disenteria, tuberculose e tifo. O alho tem o mais amplo espectro de substâncias antimicrobianas conhecido no mundo natural. Ele combate bactérias, fungos, parasitas, protozoários e vírus.

O alho traz muitos e variados benefícios à saúde, inclusive para o sistema cardiovascular.

Cientistas japoneses destilaram um medicamento antibiótico chamado Kyolic a partir do alho cru. O Kyolic tem sido usado também para combater a gripe — como aconteceu no grave surto que atingiu Moscou na década de 1950 — e para debelar pneumonia, coqueluche e várias perturbações intestinais. Os pesquisadores especulam que um dos motivos para que o alho seja um medicamento tão eficaz é que ele estimula a imunidade natural do organismo.

Estudos já mostraram que o alho parece ajudar a retardar a coagulação do sangue e tem propriedades antioxidantes. Também parece ter um brando efeito anti-hipertensor e pode baixar o nível de colesterol. Comprovou-se também que o alho reduz a pressão sanguínea sistólica e diastólica. Uma série de estudos relatou que pacientes que usavam alho conseguiam reduzir a pressão alta a níveis aceitáveis sem usar medicamentos. Essas propriedades anticoagulantes, antioxidantes e anti-hipertensoras, consideradas em conjunto, fazem do alho um bom aliado na prevenção da aterosclerose. Bastam dois ou três dentes de alho por dia para reduzir significativamente o risco de ataque cardíaco.

No que se refere à atividade antimicrobiana, o alho mata os microrganismos por contato direto. Ele pode ser levemente benéfico contra alguns parasitas intestinais, fungos, bactérias e vírus. Não existem, contudo, estudos que comprovem que o alho seja capaz de matar organismos no corpo.

Dietas ricas em alho mostraram-se capazes de prevenir alguns tipos de câncer. Pessoas que comem alho regularmente têm menor risco de desenvolver cânceres de estômago, cólon e esôfago.[1] O alho contém enxofre, selênio e 75 diferentes compostos de enxofre. Estudos também mostraram que pessoas cuja dieta é rica em vegetais da mesma família, como a cebola, têm uma incidência bem menor de câncer do estômago. Parte desse efeito preventivo do câncer sem dúvida decorre das numerosas propriedades antioxidantes do alho.

Comido cru ou tomado como um xarope, o alho é um remédio popular para resfriados, dor de garganta e tosse. Costuma ser receitado por curandeiros de vários lugares como diurético, para perturbações intestinais e reumatismo.

Muitas pessoas evitam o alho por causa do seu cheiro. O melhor meio de reduzir o aroma do alho é mascá-lo com uma ou duas hastes de salsa — ponha esse enfeite em seu prato no restaurante e aproveite! Para retirar o odor do alho das suas mãos, esfregue-as com suco de limão e sal e depois enxágüe.

O cozimento destrói ou reduz a alicina do alho, e enfraquece algumas das suas outras potentes propriedades terapêuticas. Entretanto, ele é um dos alimentos naturais curativos mais poderosos que a humanidade conhece, seja cozido, cru ou ingerido na forma de extrato.

OS BENEFÍCIOS DA CEBOLA PARA A SAÚDE

Como o alho, seu primo, a cebola é considerada uma planta curativa há milhares de anos.

Na Antigüidade, as cebolas eram tidas como alimento que proporcionava muita energia e resistência. Escravos e trabalhadores — como eram os israelitas no Egito — eram alimentados com dietas ricas em cebola para que se mantivessem fortes e aptos para o trabalho braçal.

As cebolas são usadas externamente como antisséptico e para aliviar dores e, internamente, para aliviar cólicas causadas por gases intestinais, e também para atenuar sintomas de hipertensão e o alto colesterol.

Os búlgaros, famosos por sua longevidade, costumam atribuí-la às grandes quantidades de cebola e iogurte que fazem parte de sua dieta habitual.

Através dos séculos, a cebola tem sido usada para tratar problemas de rins e bexiga. Os herboristas modernos a recomendam como expectorante e excelente diurético.

George Washington disse uma vez: "Meu remédio, quando estou resfriado, é comer uma cebola assada bem quente antes de ir para a cama".

Muitas pesquisas demonstraram que as cebolas elevam o HDL (bom colesterol) e baixam o LDL (mau colesterol). Elas retardam o surgimento de coágulos no sangue, regulam o açúcar na corrente sanguínea e podem ajudar a prevenir o câncer.

Uma única colher de sopa de cebolas cozidas pode também ajudar a anular os efeitos adversos de uma refeição excessivamente gordurosa.

Mais de 150 substâncias químicas já foram isoladas na cebola. Muitas delas ainda estão sendo estudadas.

Cebolas cruas parecem ter maior valor nutritivo e terapêutico que cebolas cozidas. O cozimento aparentemente reduz a capacidade que elas têm de limpar o sangue e de reduzir o colesterol, mas esses resultados ainda precisam ser mais pesquisados.

Das 150 substâncias presentes na cebola, o enxofre é um dos principais, pois estimula os sistemas enzimáticos do fígado que desintoxicam o organismo de compostos prejudiciais e ajuda a bloquear o crescimento de tumores em animais.

A cebola possui propriedades antibióticas que são eficazes no combate a uma variedade de bactérias, fungos e parasitas. Também contém flavonóides, que são radicais que sustam as reações dos radicais livres.

Meia xícara apenas de cebola crua contém:

Calorias	27
Sódio	2 miligramas
Potássio	126 miligramas
Fibra	0,6 gramas
Carboidratos	5,9 gramas

As cebolas são ainda ricas em vitaminas, especialmente vitamina B (tiamina), B_2 (riboflavina) e C.

O alho-poró, mais doce

Uma versão mais suave e mais doce da cebola é o alho-poró. Na culinária, o alho-poró é extremamente versátil. Tem um sabor mais delicado que o alho e a cebola e formava a base de muitos pratos tradicionais dos antigos israelitas. Um desses pratos muito populares era uma espécie de mingau feito com o bulbo esbranquiçado do alho-poró, arroz (ou outro cereal integral), amêndoas esmagadas e mel para adoçar.

O alho-poró é indicado na infertilidade feminina. Também é recomendado às pessoas com obesidade, problemas de rins, tosse e distúrbios intestinais.

Outros vegetais importantes para a saúde

Deixe-me lembrar novamente as palavras do Senhor, conforme registradas em Gênesis 1:29: "Eis que lhes dou todas as plantas que nascem em toda a terra e produzem sementes, e todas as árvores que dão fruto com sementes. Elas servirão de alimento para vocês". Vamos colocar a ênfase nas ervas e nas árvores cujos frutos dão sementes.

Muitos vegetais que não são encontrados comumente no Oriente Médio são, mesmo assim, valiosos para nosso consumo hoje. De fato, quanto maior a variedade de vegetais que comermos, menor será a probabilidade de enjoarmos deles e maior será o benefício que receberemos para a nossa nutrição.

O Departamento de Agricultura dos EUA recomenda que cada pessoa coma de três a cinco porções de vegetais por dia. Eu dou meu apoio caloroso a essa recomendação!

Muitos dos vegetais que têm grandes quantidades de fitonutrientes — aqueles nutrientes mais potentes para nossa proteção contra câncer e doenças cardíacas — não são mencionados na Bíblia. Eles não são encontrados facilmente nos países do Mediterrâneo, mas são grandes aliados da nossa saúde.

Vegetais crucíferos são maravilhas verde-escuras

A grande família dos vegetais inclui brócolis, couve, couve-flor, couve de Bruxelas, couve galega, mostarda, agrião, folhas de nabo, rabanete, nabissa, rábano e repolho. Os vegetais crucíferos são comumente mais conhecidos como "vegetais da família do repolho". Uma das principais recomendações da Sociedade Americana do Câncer é que os vegetais crucíferos sejam incluídos na dieta habitual das pessoas para ajudar a reduzir o risco de câncer.

Os vegetais crucíferos contêm numerosos compostos anticâncer, entre eles isotiocianatos, fenóis e compostos de enxofre, como sulforafanos e indóis. O brócolis é especialmente rico nessas três substâncias, com destaque para o indol-3-carbinol. Esses fitonutrientes protegem contra o câncer ao estimular enzimas protetoras no corpo — enzimas que conseguem anular a toxicidade de substâncias causadoras de câncer e retirá-las do corpo. Os indóis ajudam a prevenir cânceres dependentes de hormônios, como o câncer de mama, ao desativar os estrogênios. O indol-3-carbinol reduz o estradiol, que é a forma mais ativa de estrogênio, convertendo-o a estrona. A redução do estradiol e o aumento da estrona estão associados a uma incidência menor tanto de câncer de mama como de câncer uterino.[2]

As verduras da família do repolho também são importantes para aumentar a produção pelo corpo de uma das enzimas antioxidantes mais importantes, a glutationa peroxidase. Por isso, essas verduras estimulam o fígado a destruir agentes cancerígenos. Além disso, os vegetais crucíferos contêm ácido fólico, vitamina C e beta-caroteno — todos eles nutrientes importantes para uma boa saúde. E, finalmente, esses vegetais fornecem boas quantidades de fibras nutritivas.

Vegetais carotenóides são cheios de cor

Os carotenóides são encontrados nas frutas e nos vegetais amarelos, cor de laranja e vermelhos, assim como nas folhas verde-escuras. Carotenóides são de fato pigmentos amarelos, cor de laranja e vermelhos; nas folhas verde-escuras eles ficam ocultos pelo verde da clorofila. Existem mais de seiscentos diferentes carotenóides. O beta-caroteno é provavelmente o mais conhecido.

Beta-caroteno

O beta-caroteno é convertido no corpo em vitamina A, um forte estimulante do sistema imune. Ele parece ter uma capacidade especial de estimular as células T-auxiliares. Também funciona como antioxidante. As dietas ricas em alimentos que contêm carotenóides estão associadas com a redução do risco de câncer e de doenças cardíacas.

Licopeno

Embora o beta-caroteno seja mais conhecido que o licopeno, vários outros carotenóides têm uma atividade antioxidante ainda maior que ele. Um destes é o licopeno.

Alimentos vermelhos que contêm o licopeno incluem tomate, melancia, grapefruit rosada, damascos e cenouras.

O licopeno é um excelente antioxidante e também parece ter propriedades anticancerígenas. Estudos sobre câncer de próstata revelaram essas propriedades. Alimentos ricos em licopeno também parecem ter valor na prevenção do câncer do cólon, reto, estômago, esôfago e possivelmente de outros órgãos.

Luteína

Alimentos com alto teor de luteína incluem espinafre, folhas de couve, repolho, alface romana e alho-poró. Alimentos ricos em luteína parecem eficientes no combate à catarata e à perda de visão.

Outros carotenóides poderosos

Outros carotenóides poderosos incluem alfa e gama-caroteno, assim como a zeaxantina — todos eles têm uma atividade antioxidante maior que o beta-caroteno.

É muito improvável que uma pessoa possa obter todos esses importantes carotenóides antioxidantes num único tablete de vitaminas. A melhor maneira de ingerir carotenóides é comer bastante cenoura, tomate, abóbora, batatas-doces, espinafre, couve e outros vegetais com folhas verde-escuras. A melhor proteção antioxidante é garantida quando se come uma grande variedade de alimentos carotenóides diariamente.

Alimentos ricos em clorofila

Outro grupo de vegetais que contêm fitonutrientes poderosos é o dos vegetais ricos em clorofila. A clorofila é responsável pelo pigmento verde das plantas. De um modo geral, quanto mais verde-escuro for o vegetal ou o legume, mais clorofila contém.

A clorofila ajuda a proteger o nosso DNA — nosso código genético — contra várias toxinas. Duas dessas toxinas são ligadas ao câncer: as que estão presentes no cigarro e na carne carbonizada.

Além de suas propriedades anticâncer, a clorofila tem efeitos antioxidantes.

Entre os alimentos ricos em clorofila estão espinafre, couve, folhas de beterraba e salsa.

Se você comer comidas grelhadas em fogo de carvão ou frituras, sugiro que consuma um desses alimentos ricos em clorofila para bloquear as substâncias químicas cancerígenas produzidas como resultado da fritura e da queima do carvão.

Combinando vegetais e cereais

Vegetais e cereais são, em sua maioria, proteínas incompletas, o que significa que não possuem todos os aminoácidos essenciais. A soja é uma exceção (laticínios, carne e ovos contêm todos os aminoácidos fornecidos por alimentos que o corpo humano requer.)

Para chegar a uma proteína completa, precisamos comer uma mistura das sementes, feijões, nozes e cereais que têm proteínas incompletas. Por exemplo, se você combinar feijão com arroz integral, terá uma proteína completa. Se você combinar feijão com nozes e sementes, terá uma proteína completa.

O que eu quero dizer com "proteína completa"? Existem oito aminoácidos essenciais — essenciais significa que eles não são produzidos no corpo e que devem ser fornecidos pelos alimentos. Em outras palavras, "é essencial" para nós obter esses aminoácidos daquilo que comemos.

Proteínas completas como carne, laticínios, ovos e soja têm todos os oito aminoácidos essenciais. Os cereais tendem a ter menor quantidade do aminoácido lisina. Contudo, feijões e legumes têm altas quantidades de lisina. Feijões têm baixa quantidade de metionina e cisteína — cereais têm maior conteúdo desses dois aminoácidos. Quando uma pessoa come feijões e cereais juntos, está ingerindo todos os aminoácidos essenciais. A proteína combinada é "completa".

No México, como no Brasil, as refeições são acompanhadas de arroz e feijão. Há uma excelente justificativa nutricional para isso. Infelizmente, na maioria dos restaurantes mexicanos o feijão servido é refogado com grande quantidade de gordura e o arroz é branco, despojado de todo o seu farelo e germe. Em outras palavras, a proteína pode estar completa, mas o conteúdo de gordura e o baixo valor nutritivo do arroz branco tornam o alimento menos eficaz do ponto de vista nutricional. Contudo, uma refeição energética de cereais integrais e feijões é uma boa refeição em termos de proteínas. Não precisa sequer de carne ou de outros produtos animais.

A Bíblia dá-nos um ótimo exemplo desse efeito de "combinação" de proteínas. Quando os babilônios capturaram os israelitas, levaram um grande número de jovens para a Babilônia. Esses jovens eram de famílias nobres, "jovens sem defeito físico, de boa aparência, cultos, inteligentes, que dominassem os vários campos do conhecimento e fossem capacitados para servir no palácio do rei. Ele deveria ensinar-lhes a língua e a literatura dos babilônios" (Daniel 1:4).

Daniel estava entre os que foram levados para o exílio com seus amigos Ananias, Misael e Azarias. (O nome de Daniel foi trocado na Babilônia para Beltessazar, e os outros três receberam os nomes babilônicos de Sidraque, Mesaque e Abede-Nego). Esses quatro homens receberam aulas de língua e literatura e também a mesma alimentação do rei. A Bíblia diz que lhes eram servidos vinhos e iguarias da mesa do rei.

Mas Daniel e seus três amigos se recusaram a comer desses alimentos. Eram provavelmente alimentos proibidos pela Lei de Moisés. É também muito provável que a carne servida fosse de animais sacrificados a falsos deuses, uma vez que esse era o costume na Babilônia.

Daniel disse ao chefe dos eunucos, encarregado de tomar conta dos quatro, que não comeria a comida do rei. Ele disse ao eunuco: "Peço-lhe que faça uma experiência com os seus servos durante dez dias: Não nos dê nada além de vegetais para comer e água para beber. Depois compare a nossa aparência com a dos jovens que comem a comida do rei, e trate os seus servos de acordo com o que você concluir". O eunuco concordou (Daniel 1:12-14).

No final dos dez dias, a aparência deles pareceu melhor e estavam "mais gordos" do que aqueles que haviam se alimentado com as iguarias do rei. Eles continuaram a comer legumes e água durante os três anos seguintes.

A palavra moderna para o que eles comiam é *pulse*, uma mistura de vegetais e cereais como trigo, cevada, centeio, ervilhas, feijões e lentilhas. Isso comprova mais uma vez que esses cereais e feijões formam uma proteína completa quando comidos juntos, e se incluirmos feijões e cereais germinados, o alimento terá um conteúdo nutricional ainda mais alto.

Ao fim dos três anos, o rei verificou que aqueles quatro jovens estavam "dez vezes mais sábios do que todos os magos e encantadores de todo o seu reino" em questões que necessitassem de "sabedoria e conhecimento" (Daniel 1:20). Nada em sua dieta havia diminuído a sua capacidade cerebral!

Não tenho dúvidas de que Jesus comia alho, cebola, legumes, feijões e lentilhas. Ele também comia proteínas incompletas combinadas, que resultavam numa proteína completa fornecida a seu corpo.

Vegetais como fonte valiosa de fibras

Uma quantidade de estudos científicos mostra que dietas ricas em frutas e vegetais reduzem o risco de desenvolvimento de câncer e doenças cardíacas. Isso se explica em parte pelo alto conteúdo de fibra nas frutas e legumes quando comidas frescas e ao natural.

As fibras ajudam a baixar os níveis de colesterol, estabilizam o açúcar do sangue, tornam a digestão mais lenta e mais fácil, e já foi comprovado que ajudam a prevenir as hemorróidas, a síndrome do cólon irritável, varizes, constipação, obesidade e até mesmo câncer do cólon. No baixo intestino, as fibras se ligam a metais pesados, toxinas, substâncias químicas, e os removem do corpo antes que sejam absorvidos e causem danos às células e aos tecidos. Quando agentes carcinogênicos e toxinas são removidos do cólon, a pessoa tem uma probabilidade muito menor de desenvolver câncer de cólon.

Várias décadas atrás, o renomado cientista britânico Dr. Denis Burkitt trabalhou durante algum tempo como cirurgião na África. Ali percebeu que raramente tinha que operar africanos que mantinham a dieta africana tradicional, rica em fibras. Em comparação, eram freqüentes as cirurgias entre os colonizadores britânicos. Constatou então que os britânicos tendiam a comer uma dieta que consistia basicamente de alimentos industrializados.

Burkitt empreendeu um estudo sobre a evacuação e as fezes dos africanos da área rural e dos oficiais navais britânicos que atendia em seu consultório.

Os africanos do campo comiam uma dieta que incluía habitualmente mais de cem gramas de fibras por dia. Os oficiais da Marinha britânica comiam uma dieta rica em carne, farinha branca e açúcar refinado.

Os africanos tinham fezes maiores e que tendiam a passar sem esforço através de seus corpos, com um intervalo de tempo médio desde a ingestão até a evacuação de 18 a 36 horas. Em comparação, os britânicos tinham fezes pequenas e compactas, que tendiam a passar com dificuldade — o intervalo de tempo entre a ingestão e a evacuação era de 72 a 100 horas.

Os oficiais navais britânicos tinham uma incidência muito maior de hemorróidas, fissuras anais, veias varicosas, diverticulite, diverticulose, tromboflebite, afecções da vesícula biliar, apendicite, hérnias de hiato, síndrome do cólon irritável, obesidade, colesterol alto, doenças coronarianas, pressão alta, diabetes, hipoglicemia, pólipos no cólon e câncer do cólon e do reto.

Os africanos das áreas rurais só apresentavam essas doenças quando adotavam a dieta britânica rica em carne, farinha branca e açúcar refinado — o que costumava acontecer quando cursavam faculdades na Inglaterra. O Dr. Burkitt concluiu que muitas dessas doenças que infestam a civilização moderna aparecem quando as fibras são retiradas da dieta.[3]

No Brasil, o consumo de fibras dificilmente ultrapassa 12 gramas por dia, quando deveríamos consumir em média 25 a 35 gramas por dia.

Fibras solúveis são quebradas pelos microorganismos intestinais e proporcionam o combustível necessário à manutenção de uma parede intestinal saudável. Fibras solúveis também se ligam aos sais biliares que passam pelo intestino, o que ajuda a baixar o colesterol e a prevenir doenças da vesícula biliar.

O maior consumo de fibras está associado a uma sensação menor de fome e, portanto, pode ser um ótimo meio para ajudar a perder peso.

Solúvel ou insolúvel

Uma das principais maneiras de classificar as fibras obedece à sua solubilidade na água.

Fibras insolúveis não se dissolvem na água, e incluem a linina e a celulose. O farelo é a fonte mais comum de fibras — e o farelo de trigo é a fonte mais comum de farelo. Esse tipo de fibra aumenta o peso das fezes assim como a freqüência da evacuação, prevenindo assim a constipação, hemorróidas e outros problemas intestinais. Boas fontes de fibras insolúveis incluem as cascas dos legumes e frutas, cereais integrais, feijões secos, trigo para quibe e cereais altamente fibrosos.

Boas fontes de fibras solúveis são frutas, grão-de-bico, lentilhas, feijão branco, cenouras, cevada, aveia e arroz.

Há sete tipos principais de fibra:

1. *Celulose*. É a forma não digerível de fibra, encontrada nas camadas externas de frutas e legumes. O farelo de trigo é rico em celulose e é relativamente solúvel na água. Esse tipo de fibra é excelente como tratamento para constipação, hemorróidas e veias varicosas.

2. *Hemicelulose*. É um carboidrato complexo indigerível que absorve água. É encontrado nas células das plantas, nos cereais integrais, nas maçãs, nos feijões e nas folhas verdes de legumes.

3. *Pectina*. A pectina, substância que mantém unidos os tecidos das plantas, é encontrada em todas as paredes dos vegetais, assim como na camada externa e na casca das frutas e legumes. Está presente em maçãs, cenouras, frutas cítricas, ervilhas, casca de maçã e outras cascas de frutas e legumes.

4. *Goma*. Este tipo de fibra é semelhante à hemicelulose, po-

rém é encontrado na camada interna, ou endosperma, de frutas, sementes, legumes e cereais.

5. *Mucilagem*. É um tipo de fibra igual à goma. A goma guar, o plantago psyllium e o glucomanan são exemplos de mucilagem.

6. *Lignina*. Esta forma de fibra é excelente para baixar o colesterol e ajudar a prevenir pedras na vesícula. As ligninas têm atividade anticâncer, antibacteriana, antifúngica e antiviral. Acredita-se que ajudam a proteger contra o câncer de mama. A semente de linhaça é a fonte mais abundante de lignina, mas vagens de cereais integrais e sementes também são ótimas fontes desse tipo de fibra.

7. *Polissacarídeos de algas*. Este último tipo importante de fibra é um produto das algas.

Acrescente as fibras aos poucos

Para quem tem baixo consumo de fibras, é importante aumentar gradativamente a participação delas na dieta, para evitar sentir-se empanturrado, com gases e cólicas intestinais. Você pode levar um mês ou mais até introduzir a quantidade suficiente de fibras na sua dieta. Comece pela escolha de pães de cereais integrais em lugar de pão branco, prefira frutas frescas em lugar de sucos e batatas cozidas com a pele em lugar de batatas fritas ou purê. Aos poucos, introduza mais feijões e cereais integrais na alimentação diária.

Outra maneira de aumentar o consumo de fibra é tomar suplementos de fibra, como *psyllium*, farelo de arroz, farelo de aveia ou farelo de trigo. Beba sempre água suficiente ao aumentar seu consumo de fibras. Beba no mínimo dois litros de água por dia — ou cerca de 30 gramas por quilo de peso corpóreo. Tenha cuidado também para não comer farelo de trigo junto com vitaminas, uma vez que o ácido fítico do farelo pode quebrar minerais como magnésio, zinco e ferro. Se escolher um suplemento de fibras, tome-o em horas diferentes das vitaminas e suplementos minerais.

O melhor modo de incluir todos os principais tipos de fibra em sua dieta é consumir cereais integrais, feijões, legumes e frutas frescas ao natural.

INCREMENTANDO O SABOR DOS LEGUMES

Recentemente me contaram sobre uma mulher que foi a um restaurante na Califórnia e pediu uma salada verde. O garçom esqueceu de trazer o molho para acompanhar a salada, e então ela se pôs a pegar as folhas com os dedos e a mastigá-las. Ficou surpresa com o sabor das folhas e exclamou para seus amigos: "Estou com cinqüenta e dois anos, e esta é a primeira vez que sinto o sabor de uma folha de alface!"

Os produtos naquele restaurante eram muito frescos — a alface e outras folhas eram colhidas pela manhã em hortas que o abasteciam e que ficavam a menos de quarenta quilômetros de distância. Durante toda a sua vida aquela mulher tinha comido alface que não era plantada localmente, mergulhada em molhos elaborados. Ela se surpreendeu com o sabor de folhas verdes que pensava conhecer muito bem.

Minha recomendação às pessoas é que, sempre que possível, comam produtos orgânicos plantados localmente. Uma boa atividade para a família é fazer um passeio semanal ao mercado dos produtores locais e escolher frutas e legumes que às vezes ainda têm um sujinho aderido, mas que estão livres de pesticidas ou ceras.

Uma das coisas que muitas pessoas descobrem quando começam a comer do modo que Jesus comia é que passam a apreciar o gosto dos produtos frescos como nunca haviam apreciado antes. A verdade é que hoje as pessoas se acostumaram a comer alimentos carregados de sal, açúcar, aditivos, gorduras hidrogenadas e outras substâncias usadas na indústria de alimentos. Parece que esquecemos o sabor dos alimentos frescos e integrais.

Acrescentar apenas sal e pimenta do reino?

Uma das práticas mais comuns na culinária é acrescentar sal e pimenta do reino a praticamente todos os pratos. Embora sal e pimenta do reino possam ser bons temperos para alguns alimentos, recomendo que a quantidade ingerida de sal seja limitada.

O vício em açúcar é reconhecido há décadas, mas o vício em sal é estudado há relativamente pouco tempo. Algumas pessoas anseiam por comidas salgadas, e os fabricantes de produtos alimentares são rápidos em se aproveitar disso.

O sal é composto por sódio e cloreto. O sódio é um dos maiores culpados de uma série de doenças. A maioria dos americanos ingere duas vezes mais sódio que potássio. Mas, para ter boa saúde, deve-se ingerir cinco ou mais vezes potássio do que sódio. A quantidade de sódio necessária para que se mantenha um bom equilíbrio entre sódio e potássio é, para a maioria dos adultos, menos do que 200 miligramas de sal por dia — o que equivale a cerca da décima parte de uma colher de chá de sal por dia.

O consumo de sal no Brasil é considerado abusivo e perigoso, chegando a 12 gramas diários *per capita*. Isso é vinte vezes mais do que o aconselhável!

Encontro com freqüência pacientes que me dizem: "Nunca ponho sal demais na comida". O que eles querem dizer é que raramente usam um saleiro na mesa. Eles acreditam, erroneamente, que ingerem pouco sal, embora alimentos processados constituam grande parte de sua dieta. O triste fato é que os alimentos processados têm um conteúdo de sal muito alto. Confira o rótulo da próxima vez que comprar uma lata de sopa ou de legumes em conserva.

As pessoas loucas por sal em geral costumam se sentir cansadas, exaustas. Essas pessoas tendem a apresentar a atividade da glândula supra-renal "preguiçosa".

No Brasil, a prevalência da hipertensão arterial é grande: entre os adultos, de 30% a 35% da população tem a doença, e a ingestão excessiva de sal é responsável por isso.

As medidas mais eficazes para mudar essa proporção e aumentar a ingestão de potássio são comer mais frutas e vegetais frescos, que têm uma concentração de potássio mais alta que a de sódio; reduzir acentuadamente a ingestão de alimentos processados e de *fast-food*; e parar de usar o saleiro. Já existem também substitutos do sal nas lojas de produtos naturais.

ERVAS E TEMPEROS USADOS NO TEMPO DE JESUS

Nos tempos bíblicos, as pessoas usavam uma ampla variedade de ervas e temperos não só para realçar o sabor da comida como também com finalidade medicinal. Só alguns dos mencionados aqui são citados na Bíblia.

Coentro

O maná assemelhava-se para os israelitas a sementes de coentro. O coentro é conhecido também como cilantro. Ele era chamado de "remédio que veio do céu".

O coentro é uma planta anual da família da salsa e da cenoura. O fruto da planta consiste de uma semente globular branco-acinzentada, que possui um óleo de aroma agradável. O coentro é usado para dar sabor a massas, carnes, doces, saladas, caril e até vinho.

Durante séculos foi também usado para tratar pequenos problemas estomacais, como indigestão, flatulência e diarréia. Também é aplicado localmente para aliviar dores musculares e das articulações.

Um bom condimento à base de iogurte, para ser usado com galinha, carneiro ou peixe assados, pode ser feito misturando-se um dente de alho amassado, uma colher de sopa de vinagre, meia colher de chá de sal e meia colher de chá de cominho a folhas de coentro picadas e 220 gramas de iogurte. Misture tudo e leve à geladeira antes de servir.

Hissopo

Muitos estudiosos da Bíblia acreditam que o hissopo era uma espécie de manjerona, da família da hortelã. O hissopo crescia em abundância em Israel e na península do Sinai durante os tempos bíblicos, e ainda hoje é bastante usado no Oriente Médio como condimento e em chás medicinais.

O hissopo é conhecido por impedir o sangue de coagular. É também um descongestionante usado desde a Antigüidade. Experimentos recentes comprovaram sua capacidade de sustar o crescimento do vírus do herpes simples, que causa bolhas na boca e herpes genital. O Dr. James Balch verificou que o hissopo promove a expulsão do muco do trato respiratório, alivia a congestão, regula a pressão sangüínea e dissipa os gases.

Hortelã

Embora o sabor da hortelã seja muito agradável para a maioria das pessoas, ela está na lista das ervas que muitos estudiosos da Bíblia acreditam que eram as "ervas amargas" citadas em Êxodo 12:8 e Números 9:11. Outras ervas amargas, segundo esses estudiosos, eram as folhas da endívia, a chicória, a alface, o agrião, a azedinha e o dente-de-leão — todas essas ervas eram comidas como uma "salada" nos tempos bíblicos. As duas principais espécies de hortelã que crescem hoje no Oriente Médio são a hortelã-pimenta e a hortelã miúda.

Gregos e romanos usavam a hortelã para impedir que o leite se estragasse. Eles costumavam oferecer hortelã depois das refeições para ajudar a digestão. Os herboristas modernos a recomendam para cólicas menstruais, enjôo matinal, resfriado, enjôo em viagens, febre, dor de cabeça e insônia.

A hortelã também é um antiespasmódico. Alivia os músculos do aparelho digestivo e do útero. Já se comprovou seu efeito benéfico contra a náusea, assim como para estimular a menstruação. Mulheres com histórico de abortos devem evitar a hortelã como tratamento para enjôo matinal.

Salsa

A Bíblia identifica um grupo de plantas como "especiarias que exalam perfume" (Cânticos dos Cânticos 5:13). A salsa parece ter sido uma dessas ervas. Ela cresce profusamente em Israel. É uma das primeiras ervas a surgir na primavera, e talvez isso explique sua presença nos pratos mais tradicionais da Páscoa.

A salsa é rica em vitaminas A e C. Duas das substâncias químicas presentes na salsa, apiol e miristicina, atuam como um suave laxante e potente diurético. Sua ação diurética pode auxiliar o controle da pressão arterial alta. Na Alemanha, o chá de salsa é receitado com freqüência com esse propósito.

A pesquisa científica mostra que a salsa bloqueia a formação de histaminas, o agente químico que desencadeia crises alérgicas. Por isso, pode ajudar aos que sofrem de febre do feno ou que têm uma crise de urticária. O Dr. James Balch verificou que a salsa alivia os gases, estimula a atividade normal do sistema digestivo e refresca o hálito. Também ajuda a função da bexiga, dos rins, do fígado, pulmão, estômago e da tiróide. É boa contra hipertensão, edema, mau hálito, gases e doenças renais.

Outras ervas

Ervas como endro, cominho, cúrcuma, canela, açafrão e mostarda são, todas elas, condimentos muito usados na culinária do Oriente Médio. Embora não sejam mencionadas na Bíblia, são excelentes para realçar o sabor dos alimentos. Eu encorajo você a experimentá-las.

O que Jesus comia?

Jesus comia uma dieta repleta de vegetais, sobretudo alho, cebola, alho-poró, feijões e lentilhas — esses vegetais constituíam com freqüência o prato principal da refeição e eram habitualmente realçados com ervas e condimentos comuns em Israel.

Podemos comer como Jesus comia acrescentando mais vegetais à nossa dieta, e comendo esses vegetais frescos crus, ou cozidos no vapor, ou ligeiramente fritos em óleo de oliva.

Capítulo Sete

As gorduras que Jesus comia

As gorduras que consumimos hoje em dia não são as mesmas gorduras que Jesus comia. Infelizmente, sofremos o resultado disso.

No todo, comemos muitas gorduras saturadas, gorduras hidrogenadas, gorduras parcialmente hidrogenadas e gorduras poliinsaturadas, refinadas, altamente processadas. Isso sem mencionar a gordura das frituras.

Gorduras saturadas são encontradas basicamente em laticínios, carne, toucinho, frituras e ovos. Os maiores vilões nessa categoria são leite integral, sorvete, creme de leite, pele de galinha e gordura que é visível ou que vem misturada à carne moída dos hambúrgueres e nos bifes.

Gorduras hidrogenadas são encontradas basicamente na margarina, em gorduras vegetais de cozinha e na manteiga de amendoim.

Gorduras parcialmente hidrogenadas são em geral acrescentadas aos alimentos processados para realçar o sabor e a textura. Essas gorduras estão nas batatas fritas, bolachas, pizzas, molhos para salada, maionese, comidas congeladas, biscoitos, bolos, salgadinhos e tortas.

Gorduras poliinsaturadas se originam de ácidos graxos insaturados de vegetais, cereais, nozes e sementes. Contudo, a maioria dessas gorduras está disponível para o consumidor na forma de óleos altamente processados e refinados — óleo de soja, de cártamo, óleo de girassol, óleo de milho, óleo de semente de algodão. O problema nesse caso não é de onde vem a gordura, e sim o processo de refinamento que produz peróxidos lipídeos, os quais criam radicais livres que, por sua vez, causam grande dano ao organismo no nível celular.

Além disso, as gorduras poliinsaturadas, quando expostas à luz, ao calor e ao ar, tornam-se rançosas muito rapidamente. Mesmo um ranço parcial — cujo sabor e cujo cheiro ainda não sentimos — é prejudicial a nossa saúde.

Provavelmente as gorduras mais perigosas são as gorduras hidrogenadas, que incluem margarina, manteiga de amendoim mais processada e gorduras vegetais usadas na culinária. Essas gorduras são obtidas através do aquecimento de óleos poliinsaturados a uma temperatura muito alta e depois a inserção de gás hidrogênio no óleo para que fique sólido. O objetivo do fabricante é estabilizar o óleo para uma vida mais longa. Contudo, o resultado é a criação de gorduras hidrogenadas.

O dano é causado não só pela liberação de radicais livres que prejudicam as células do corpo, mas também por uma interferência na capacidade do corpo de utilizar os ácidos graxos essenciais. Quando essa capacidade de utilizar os ácidos graxos essenciais diminui, os níveis de colesterol podem subir, aumentando o risco de ataques cardíacos e de doenças cardiovasculares.

No Brasil, cerca de 40 porcento das calorias da dieta-padrão estão na gordura.[1] A maior parte dessa gordura está presente na forma de gorduras poliinsaturadas e saturadas.

Com relação ao consumo de gordura, nossos dois objetivos devem ser, em primeiro lugar, reduzir a percentagem de nossa dieta que é constituída por gordura e, em segundo lugar, ter certeza de que o máximo possível de nossas calorias relacionadas à gordura vem de alimentos naturais e de óleos monoinsaturados, como o azeite de oliva.

Os efeitos prejudiciais do processamento do óleo

Assim como em geral não sabem como é processada a farinha de trigo branca, as pessoas também não sabem como é processado o óleo que usam na cozinha.

A maior parte do óleo processado vem de sementes, como as sementes do girassol. Essas sementes são aquecidas em altas temperaturas, que chegam a 120 graus, e depois prensadas para extração de seu óleo. O óleo, nesse processo, é inevitavelmente submetido ao calor e à pressão, o que aumenta o ranço.

Em seguida, solventes — similares à gasolina — são acrescentados ao óleo para separá-lo dos grãos. Então o óleo é novamente aquecido a mais de 150 graus, para que o solvente evapore.

Na etapa seguinte, o óleo tem sua goma retirada, num processo que remove a maior parte de seus nutrientes — inclusive minerais como cálcio, magnésio, ferro e cobre, assim como a clorofila, fosfolipídeos e lecitina.

A essa altura, o óleo tem uma coloração escura, amarelada, e precisa ser descorado em altas temperaturas, o que provoca mais ranço e faz com que se formem mais peróxidos lipídeos. O óleo, já prejudicado, é submetido mais uma vez a altas temperaturas, acima de 260 graus, durante um espaço de tempo que varia de meia hora a uma hora.

O resultado final é um óleo sem cheiro, translúcido, que parece estéril e puro, mas que é, de fato, cheio de peróxidos lipídeos tóxicos que podem causar reações de radicais livres significativas, responsáveis por doenças cardíacas e câncer.

A ALTERNATIVA SAUDÁVEL: AZEITE DE OLIVA

Quando ainda vagavam no deserto, os israelitas receberam de Deus a promessa de que seriam conduzidos a uma "terra de óleo de olivas" (Deuteronômio 8:8). E de fato foram.

A oliveira é uma das árvores de vida mais longa — muitas vivem mais de mil anos, e calcula-se que algumas das que existem em Israel hoje têm dois mil anos, ou seja, já existiam quando Jesus andou por esta terra. Um grupo dessas árvores antiqüíssimas está na área do Jardim de Getsêmani.

Além de viverem muito, as oliveiras estão entre as árvores mais resistentes. Ao longo do tempo, as guerras devastaram a terra de Israel, e muitas das plantações de oliveiras foram cortadas. A árvore, contudo, parece ter uma capacidade única de reflorescer quando parece estar morta.

O pão feito na época de Jesus era um "pão chato", semelhante ao pão árabe, e era feito com azeite de oliva. Os melhores pães eram feitos com a mais pura farinha e o mais puro azeite, e eram levados como oferenda ao templo de Jerusalém.

Em 1 Reis 17, encontramos a história de Elias e da viúva de Sarepta. Elias dirigiu-se a Sarepta num tempo de grande escassez de alimentos. Ali encontrou uma viúva que juntava pedaços de lenha para acender o fogo e preparar a última refeição com o resto de sua farinha e do seu óleo, para si e para o filho. Elias pediu a ela que lhe trouxesse um pouco de água e um pedaço de pão. Ela respondeu que tudo que tinha era um punhado de farinha numa panela e um pouco de óleo na ânfora.

Três punhados de farinha era o que se costumava usar para fazer um pão chato — em outras palavras, ela tinha apenas os ingredientes para fazer a terça parte de um pão.

Elias profetizou para ela:

> Não tenha medo. Vá para casa e faça o que disse. Mas primeiro faça um pequeno bolo com o que você tem e traga

> para mim, e depois faça algo para você e para o seu filho. Pois assim diz o SENHOR, o Deus de Israel: "A farinha na vasilha não se acabará e o azeite na botija não se secará até o dia em que o SENHOR fizer chover sobre a terra" (1 Reis 17:13-14).

A mulher fez como Elias pediu, e lemos adiante neste capítulo que a panela de farinha não se esvaziou durante quase três anos, nem a ânfora de óleo.

A maior parte da história fala da abundância das oliveiras na terra de Israel. Em 1 Reis 5:11, lemos que o rei Salomão deu a Hiram, rei de Tiro, um presente anual em troca dos cedros do Líbano, que foram embarcados de Tiro para a construção do templo. Esse presente de Salomão incluía "vinte mil medidas de trigo para o sustento de sua casa, e vinte medidas de óleo prensado". Vinte medidas de óleo prensado eram mais do que 455 mil litros de azeite de oliva!

A prensagem das azeitonas

A oliveira começou a ser cultivada nos países mediterrâneos há mais de seis mil anos. Muitos acreditam que o primeiro país que a cultivou foi a Grécia. Hoje, a Espanha e a Itália produzem mais de 50 porcento das azeitonas e do azeite de oliva do mundo. Nos Estados Unidos, o estado da Califórnia é o maior produtor.

Durante os dias de Jesus, as azeitonas eram comidas cruas ou cozidas, mas a maior parte delas era prensada para se fazer azeite.

Uma noite, antes de ser crucificado, Jesus foi ao Jardim de Getsêmani para orar. Esse jardim se localizava na encosta do Monte das Oliveiras — assim batizado justamente por causa do bosque onde essas árvores cresciam. As oliveiras haviam sido plantadas ali para que o óleo pudesse ser preparado e levado diretamente através do vale para o templo. Essas árvores produziam o óleo que queimava nos grandes castiçais do templo, e também o óleo usado para as oferendas de pão e carne, e para fazer o pão exposto no ritual judaico. O bosque ficava a um dia de caminhada do templo, o que permitia que o óleo fosse levado das prensas para o templo mesmo no sabbath, caso estivesse em falta ali.

A palavra Getsêmani é derivada do hebraico e significa literalmente "prensa de óleo". O Jardim de Getsêmani era, portanto, o jardim onde ficava a prensa de óleo.

O azeite de oliva era extraído das azeitonas em grandes prensas de madeira. Nos tempos do Velho Testamento, também se usava extrair o óleo amassando as azeitonas com os pés. Em Miquéias 6:15, lemos: "Espremerão azeitonas, mas não se ungirão com o azeite". Uma parte do azeite era também extraída pela prensagem do fruto com uma pedra redonda de moinho.

O azeite de oliva não era usado apenas na cozinha, mas também como ungüento medicinal, como cosmético e como componente do sabão. Ainda hoje, o sabão de Castela é feito com azeite puro.[1]

Não só as lâmpadas do templo eram abastecidas com azeite de oliva: as lâmpadas das casas das pessoas também. Jesus contou uma parábola sobre as dez virgens que pegaram suas lâmpadas e saíram para se encontrar com os noivos, mas apenas cinco delas tinham óleo suficiente para iluminar o caminho (veja Mateus 25:1-13). Essas lâmpadas certamente queimavam azeite de oliva.

Simbolicamente o azeite era usado para unção. Os profetas eram ungidos com azeite quando assumiam suas obrigações (veja 1 Reis 19:16). Os sacerdotes eram ungidos com azeite (Levítico 8:12) e os reis também, seja por um profeta ou por um sacerdote (1 Samuel 16:13). Ao longo das Escrituras, a unção com azeite de oliva simboliza a manifestação do Espírito Santo.

Era uma prática comum de hospitalidade dar óleo a um convidado para que ele pudesse passá-lo em seu cabelo, no rosto e nas mãos — uma espécie de preparação antes do compartilhamento da refeição. Lavar os pés e as mãos e untar com óleo o cabelo e a pele eram práticas que indicavam o início apropriado de uma refeição. Salmos 23:5 nos diz:

> Preparas um banquete para mim à vista dos meus inimigos. Tu me honras, ungindo a minha cabeça com óleo e fazendo transbordar o meu cálice.

O uso do óleo dessa maneira no início de uma refeição indicava que esta era partilhada por todos na presença do Espírito Santo — e uma atmosfera de confraternização, fé e amor era esperada.

A prática da unção com óleo também se associa à cura, e é uma prática que se mantém na igreja até hoje. Em Tiago 5:14, lemos: "Entre vocês há alguém que está doente? Que ele mande chamar os presbíteros da igreja, para que estes orem sobre ele e o unjam com óleo, em nome do Senhor".

O uso do azeite de oliva na culinária

Desde os tempos antigos, o azeite de oliva era usado para fazer pão e como ingrediente em muitos outros alimentos. Também era usado no pão, como manteiga. Ainda hoje, o azeite misturado com pimenta moída ou outros condimentos e ervas é chamado de "manteiga italiana" — pedaços de pão são mergulhados nessa mistura na hora de comer. O Brasil está posicionado entre os dez países de maior consumo de azeite no mundo.

Diferenças entre os azeites de oliva

Nem todos os azeites de oliva são iguais. Eles vêm em diferentes graus de pureza, dependendo da prensagem a que são submetidos. Na prensagem das azeitonas, os frutos inteiros e incólumes são prensados mecanicamente várias vezes, sem uso de calor. De fato, a temperatura de extração do óleo vai de 14 a 43 graus. O azeite de oliva extra-virgem é o óleo da primeira prensagem das azeitonas; o óleo é extraído, filtrado, e não passa por qualquer outro processo de refinamento. É o azeite da melhor qualidade. Existe um regulamento muito estrito para que o produto seja rotulado como "extra-virgem". O azeite de oliva virgem é o final da primeira prensagem ou o produto de uma segunda prensagem.

Para proporcionar o máximo de benefícios à saúde, o azeite de oliva deve ser extra-virgem ou virgem. Se a lata ou garrafa não estiver rotulada como "extra-virgem" ou "virgem", é porque ele foi refinado de algum modo. Se as azeitonas estiverem avariadas ou se já começaram a se estragar, o azeite extraído delas será de qualidade inferior e precisará ser refinado. O mesmo acontece com as prensagens do fruto que ocorrem após a segunda prensagem. No processo de refinamento, a goma é retirada do azeite, ele é refinado, alvejado e desodorizado. É aquecido acima de 150 graus, o que altera quimicamente o óleo e faz com que perca muitas das suas boas qualidades para a saúde.[3]

Quando o azeite de oliva era usado como oferenda, o óleo vinha da primeira prensagem das mais puras e melhores azeitonas e era levado ao templo em jarras seladas.[4]

Uma colher de sopa de azeite de oliva contém o seguinte:

Calorias	119
Vitamina E	3 –30 mg
Ácidos graxos monoinsaturados (oléico)	56 – 83%
Ácidos não-graxos poliinsaturados (linoléico)	3,5 – 20%
Ácidos graxos saturados	8,0 – 23,5%

O azeite de oliva é composto basicamente de gordura monoinsaturada, em especial ácido oléico, que constitui cerca de 75 porcento da gordura contida no azeite. O ácido oléico, comprovadamente, reduz os níveis de colesterol.

Cerca de 10 porcento do azeite são constituídos por uma gordura saturada, o ácido palmítico, e outros 10 porcento por uma gordura poliinsaturada, o ácido linoléico. Vários outros ácidos saturados, assim como um outro ácido graxo monoinsaturado, completam o conteúdo de gordura dos restantes 15 porcento.

As gorduras monoinsaturadas, bem como a baixa quantidade de gordura saturada do azeite de oliva, fazem dele um óleo muito estável, o que lhe garante uma vida longa. O azeite de oliva não requer refrigeração, ao contrário das gorduras poliinsaturadas, que rapidamente ficam rançosas.

Muitas pessoas imaginam que *ácidos graxos* significa algo que deve ser evitado, mas o oposto disso é que é verdade. Como explicamos no capítulo referente a peixes, necessitamos dos ácidos graxos essenciais para a nossa saúde! Em média, uma pessoa tem entre sessenta trilhões e cem trilhões de células no corpo, e cada uma dessas células é cercada por uma membrana gordurosa. É essa membrana da célula que permite aos nutrientes entrarem nela e que permite aos resíduos serem expelidos para fora dela. No cérebro, as membranas celulares permitem um fluxo rápido e eficiente de impulsos elétricos, que se relacionam diretamente ao raciocínio e à memória. Os ácidos graxos essenciais são importantes para manter o desenvolvimento dessas membranas e melhorar o seu funcionamento. O azeite de oliva extra-virgem é de grande ajuda para o desenvolvimento das membranas e para que se mantenham saudáveis.

Já foi comprovado que o azeite de oliva ajuda a reduzir os níveis de LDL (mau colesterol) e aumentar os níveis de HDL (bom colesterol). Ao contrário, as gorduras poliinsaturadas como as de girassol, cártamo, milho e soja baixam o bom e o mau colesterol. Entretanto, esses óleos também causam o aumento da oxidação do colesterol LDL. O Dr. Daniel Steinberg, da Universidade da Califórnia, descobriu que o azeite de oliva bloqueia a oxidação do colesterol LDL. Em sua pesquisa, um grupo de voluntários recebeu cerca de 40 porcento de suas calorias na forma de gorduras monoinsaturadas — aproximadamente três colheres de sopa de azeite de oliva por dia. O outro grupo recebeu óleo de cártamo, uma gordura poliinsaturada. O mau colesterol foi examinado em ambos os grupos posteriormente, e verificou-se que o grupo que consumira azeite de oliva tinha a metade da oxidação de seu LDL. O colesterol oxidado tem probabilidade muito maior de formar placas e obstruir as artérias. Tudo que se possa fazer para impedir que o mau colesterol se oxide é válido.[5]

Outro estudo fundamental nessa área foi realizado na década de 1950 pelo Dr. Keyes e seus colegas. Eles acompanharam doze mil homens de meia-idade em sete países durante trinta anos. As taxas de mortalidade por doença cardíaca coronariana foram acentuadamente mais baixas entre os gregos, em comparação com os europeus do norte, com os japoneses e os americanos.[6]

A ilha de Creta tem uma das mais baixas incidências de doenças cardíacas e câncer. Aproximadamente 45 porcento das calorias da dieta desse povo vêm de gorduras e, destas, 33 porcento vêm do azeite de oliva. Os habitantes de Creta consomem mais azeite de oliva por pessoa do que qualquer outro país. Eles às vezes bebem azeite em um copo! Num período de quinze anos, 38 em 10.000 cretenses morreram de doença cardíaca, enquanto entre os americanos essa proporção foi de 773 em 10.000 indivíduos. Em outras palavras, os Estados Unidos têm vinte vezes mais doenças cardíacas do que Creta.

A maior parte dos outros países mediterrâneos também tem baixas taxas de doenças cardíacas, embora os habitantes desses países comam mais gordura do que os americanos. A diferença é que 75 porcento das suas calorias em gorduras vêm de gordura monoinsaturada (azeite de oliva). Na Itália, os médicos de fato costumam receitar azeite de oliva aos pacientes depois que eles têm ataques cardíacos. Uma das razões para isso são as propriedades benéficas do azeite para o funcionamento das plaquetas. O azeite de oliva contribui para diminuir a aderência das plaquetas, ajudando assim a prevenir a trombose coronária e os coágulos sanguíneos.[7]

O azeite de oliva também estimula a contração da vesícula. Isso ajuda a eliminar os sedimentos biliares e até mesmo as pedras da vesícula. Entretanto, você deve consultar seu médico antes de consumir azeite de oliva com essa finalidade.

O azeite de oliva ajuda a aliviar a constipação, pois funciona como um laxante suave e natural. Uma ou duas colheres de sopa na hora de dormir são habitualmente recomendadas como dose suficiente para aliviar a constipação.

O azeite de oliva também tem outros componentes nutricionais — conhecidos em geral como componentes secundários, do ponto de vista nutricional. Entre eles, antioxidantes como vitamina E, beta-caroteno, leticina, clorofila e esqualenos, que ajudam a passar oxigênio para os tecidos. Também contém fitoesteróis, que ajudam a baixar os níveis de colesterol, bem como polifenóis, que têm propriedades antioxidantes e reforçam o sistema imune. Muitos outros fito-nutrientes são encontrados nas azeitonas, todos eles com efeitos benéficos para a saúde.

Benefícios de raízes e folhas

O extrato das folhas da oliveira — obtido não das azeitonas, mas das folhas da oliveira — é rico em substâncias fitoquímicas, das quais a mais eficaz é a oleuropeína. Segundo o médico James Balch, esse extrato mostrou ser eficiente contra praticamente todos os vírus e bactérias com que foi testado. Comprovou-se útil no tratamento de inflamações da garganta, sinusite, doenças da pele, assim como infecções fúngicas e bacterianas. Também pode apresentar efeitos positivos na síndrome de fadiga crônica, artrite inflamatória, psoríase e diarréias.[8]

Raízes de oliveiras também eram usadas nas construções. Por ter se criado na casa de um carpinteiro, Jesus provavelmente estava familiarizado com o uso da madeira da árvore para construção de armários, portas e outras peças de mobiliário. Em 1 Reis 6, lemos que o rei Salomão ordenou que os querubins do templo, a porta interna e a porta externa do santuário, bem como as suas vigas, fossem feitos de madeira de oliveira.[9]

INCORPORANDO O AZEITE DE OLIVA À DIETA

Um dos melhores modos de incorporar o azeite de oliva extra-virgem à sua dieta é usá-lo como molho de salada. Misture-o com vinagre balsâmico ou com vinagre de cidra de maçã (uma receita está no capítulo final deste livro).

Também é uma boa idéia usá-lo em substituição à manteiga ou a gorduras poliinsaturadas na culinária.

Quando mudar para o azeite de oliva, mude gradualmente (como visto, o azeite de oliva tem um efeito laxativo).

O QUE JESUS COMERIA?

Muito provavelmente Jesus consumia azeite extra-virgem diariamente.

Podemos seguir seu exemplo usando também azeite em lugar de manteiga, de outros óleos, e como molho para salada. O azeite de oliva é a melhor escolha, tanto para cozinhar quanto para ser ingerido ao natural.

Capítulo Oito

O que Jesus bebia

Não faz muito tempo, um amigo meu perguntou a uma garçonete qual era, segundo a sua experiência, a bebida que os clientes pediam com mais freqüência. Ela respondeu que eram os refrigerantes. A segunda bebida mais popular era "água com limão". Dei meu aplauso à escolha número dois!

Uma bebida que temos certeza que Jesus consumia era água. Uma das histórias mais famosas de Jesus no Novo Testamento fala de um episódio em que ele bebeu água. Em João 4, lemos que Jesus se dirigia de Jerusalém para a Galiléia e que passou por Samária. Ele e seus discípulos estavam cansados da viagem e sentaram-se junto a um poço. Os discípulos foram à cidade de Sicar para comprar mantimentos, e Jesus permaneceu no poço. Uma mulher de Samária foi buscar água, e Jesus pediu a ela: "Dá-me de beber".

A mulher ficou espantada que Jesus lhe pedisse água, pois judeus e samaritanos não se comunicavam, mas obedeceu.

Jesus lhe disse: "Se você conhecesse o dom de Deus e quem lhe está pedindo água, você lhe teria pedido e ele lhe teria dado água viva" (João 4:10). Ele se referia ao dom da vida eterna e à presença do Espírito Santo dentro de nós.

No tempo de Jesus, as mulheres eram responsáveis pelo fornecimento de água às suas casas. Elas eram acostumadas desde a infância a buscar água nos poços ou nas fontes, normalmente no fim da tarde ou à noite. Uma mulher em geral levava seu próprio cântaro ao poço, enchia-o de água e o levava de volta à casa sobre a cabeça ou no ombro. Às vezes era preciso ir diversas vezes ao poço para conseguir uma quantidade de água adequada às necessidades domésticas. Em alguns casos, a mulher precisava levar também seu próprio balde e uma corda para retirar água. O poço de Sicar aparentemente não tinha um balde e uma corda, e é por isso que Jesus pediu à mulher que tirasse água para lhe dar, uma vez que ela respondeu: "O senhor não tem com que tirar água, e o poço é fundo. Onde pode conseguir essa água viva?" (João 4:11).

Água sempre foi um bem precioso em Israel. Sem ela, as pessoas morriam. Os poços eram cavados bem fundo e eram bem vigiados. O famoso poço onde Jesus encontrou a samaritana era um poço que, segundo se acreditava, fora cavado no tempo de Jacó e dado a seu filho José. Ainda existe hoje.

Em duas ocasiões, quando vagavam pelo deserto na península do Sinai, os israelitas passaram pela necessidade desesperada de água. Em ambos os casos, a água lhes chegou de modo sobrenatural. Em Êxodo 17:6, lemos como o Senhor ordenou a Moisés que golpeasse um rochedo e, quando ele o fez, a água brotou da pedra. Outra vez, em Números 20:8, Deus instruiu Moisés a pegar seu cajado e ordenar a um rochedo que lhe desse água. Os israelitas devem ter ansiado pela terra prometida que estava à sua frente — uma terra que, Deus lhes dissera, seria "uma boa terra, cheia de riachos e tanques de água, de fontes que jorram nos vales e nas colinas" (Deuteronômio 8:7).

O NUTRIENTE MAIS IMPORTANTE PARA O CORPO

A água é o nutriente mais importante para o corpo humano. De fato, o corpo consiste em grande parte de água — aproximadamente dois terços do corpo de uma pessoa é água.

Uma pessoa normal, que esteja consciente e com as funções motoras em ordem, pode viver cerca de quarenta dias sem alimento, mas apenas de três a cinco dias sem água. A água é necessária para quase todas as funções corpóreas, incluindo circulação, digestão, absorção e excreção. Ela é vital para o transporte de nutrientes para as células. Cada célula do corpo produz resíduos metabólicos de alguma forma — comumente ácido láctico, uréia e ácido úrico. A ingestão adequada de água é essencial para remover esses resíduos do corpo através da corrente sanguínea e dos órgãos excretores.

O principal constituinte de todos os fluidos do corpo é a água: saliva, suco gástrico, bile, sucos pancreáticos, secreções intestinais e sangue. O fluido sinovial, que lubrifica as articulações, é composto basicamente de água. Pacientes com dores articulares e artrite precisam invariavelmente ingerir uma quantidade extra de água para a lubrificação de suas articulações.

Muitos indivíduos desenvolvem doença degenerativa do disco do pescoço e nas costas quando envelhecem. Isso em geral se deve simplesmente ao desgaste dos discos por falta de fluido interno. O disco é constituído de um material fibroso chamado *annulus fibrosus*, que é cheio de uma substância gelatinosa chamada *nucleus pulposus*. Esse material gelatinoso se compõe basicamente de água. Quando ficam desidratados, os discos tendem a se degenerar e acabam formando hérnias. Por isso muitas pessoas desenvolvem a doença degenerativa do disco e artrite. Quando uma pessoa continua a dirigir seu carro com um pneu quase vazio, acaba com o pneu rasgado ou estourado. Processo semelhante ocorre com os discos da coluna vertebral — se eles estão "vazios" por causa da falta de fluido, acabarão se degenerando ou criando hérnias.

As articulações são recobertas por cartilagem, que é aproximadamente cinco vezes mais lisa que gelo e composta por 80 porcento de água. Se a cartilagem ficar desidratada e o fluido sinovial for insuficiente, o resultado é o aumento da fricção, o que causa dano à cartilagem e acaba levando à artrite.

A ingestão adequada de água também é vital para o funcionamento dos pulmões. O tecido pulmonar uniformemente úmido consegue absorver mais oxigênio e também expelir maior quantidade de dióxido carbônico.

A ingestão adequada de água é necessária para melhorar a pressão arterial em pessoas com hipertensão, com alto nível de colesterol, em casos de obesidade, diabetes, asma, problemas gastrointestinais, hérnia de hiato, enxaqueca, angina, alergias e constipação. Ajuda também a prevenir pedras nos rins e pode retardar o processo de envelhecimento. Este último benefício se deve principalmente ao fato de que a água mantém a nutrição das células, porque lhes leva nutrientes e remove os seus produtos residuais.

Finalmente, as pessoas que passam a ingerir quantidades adequadas de água em geral percebem que sua energia aumenta, e isso porque ficam mais saudáveis no nível celular.

QUAL A QUANTIDADE DE ÁGUA QUE DEVEMOS BEBER?

Na prática médica, o primeiro conselho que dou aos pacientes que sofrem de qualquer das doenças acima mencionadas é que bebam mais água: entre 2,5 a 3,5 litros de água filtrada por dia. Descobri entre meus pacientes que a maior ingestão de água relacionava-se diretamente à redução das enxaquecas, melhora da pressão arterial, melhora das dores causadas por artrite, da dor nas costas e no pescoço, e até mesmo à eliminação total de todos esses sintomas. Em geral, verifiquei que pacientes com doenças crônicas apresentaram menos sintomas e que sua saúde melhorou de modo geral quando aumentaram a ingestão de água.

Uma pessoa deve beber pelo menos 2,5 a 3,5 litros de água filtrada. Para um cálculo mais preciso, faça o seguinte: multiplique por 35 o número de quilos do seu peso. O resultado é a quantidade de água que você deve beber por dia em mililitros.

Por exemplo, se uma pessoa pesa 100 quilos, deve beber 350 mililitros, ou 3,5 litros por dia.

Recomendo que se beba de 300 a 600 ml de água ao acordar, e depois pelo menos um ou dois copos trinta minutos antes de cada refeição, e novamente duas horas depois de cada refeição. O ideal é manter o fluxo de água correndo pelo corpo ao longo de todo o dia.

Na hora das refeições, limite seu consumo de líquidos entre 120 e 300 ml. A ingestão ideal de água é de um copo ou dois trinta minutos antes da refeição, e depois disso o consumo de bebidas deve ser limitado durante a refeição.

A digestão será retardada se você tomar bebidas geladas quando comer. Recomendo água sem gelo.

Não beba água antes de dormir, porque isso tende a interferir com o sono. Recomendo especialmente a pessoas que tenham problemas de dilatação de próstata, hérnia de hiato ou refluxo que não bebam água na hora de dormir (para mais informações sobre os efeitos benéficos da água, recomendo meu livro *What You Don't Know May Be Killing You* [Siloam Press, 2000]).

O VINHO NO TEMPO DE JESUS

Na época de Jesus, o vinho fazia parte da dieta rotineira de todas as pessoas, da mesma forma que o pão e a água.

O primeiro milagre de Jesus foi transformar água em vinho. No início do Evangelho de João, encontramos a história em que Jesus ordena aos criados em um casamento que encham com água seis talhas, cada uma comportando 80 a 120 litros. Em seguida, transforma a água em vinho. João escreve sobre esse milagre: "Este sinal miraculoso, em Caná da Galiléia, foi o primeiro que Jesus realizou. Revelou assim a sua glória, e os seus discípulos creram nele" (João 2:11).

O vinho era comumente feito de uvas, mas também de figos, tâmaras e romãs.

Jesus bebia vinho?

Muitos cristãos afirmam que o vinho que Jesus bebia não era fermentado. A razão para essa crença é que Jesus era um "nazireu". O voto dos nazireus — que data da Lei de Moisés — é encontrado em Números 6. O aspecto desse compromisso que se relaciona diretamente ao vinho diz:

> O SENHOR disse ainda a Moisés: "Diga o seguinte aos israelitas: Se um homem ou uma mulher fizer um voto especial, um voto de separação para o SENHOR como nazireu, terá que se abster de vinho e de outras bebidas fermentadas e não poderá beber vinagre feito de vinho ou de outra bebida fermentada. Não poderá beber suco de uva nem comer uvas nem passas. Enquanto for nazireu, não poderá comer nada que venha da videira, nem mesmo as sementes ou as cascas" (Números 6:1-4).

Também como parte do voto de nazireato, a pessoa devia deixar o cabelo crescer. Sob o voto de nazireato, a pessoa não podia se aproximar de um cadáver, mesmo que fosse de seu pai, mãe, irmã ou irmão.

O voto do nazireu era considerado um voto no qual a pessoa se consagrava a um serviço especial e sagrado. Podia ser feito pelo próprio indivíduo ou por seus parentes. Essa consagração, chamada *nazir* em hebraico, podia durar a vida inteira ou um tempo limitado.

Uma claúsula era estipulada para aqueles que cumpriam seus dias de separação: que fizessem uma oferenda especial ao Senhor e "depois disso, o nazareno poderá beber vinho" (Números 6:20).

A idéia de que Jesus viveu sob um voto de nazireato decorre de duas suposições, nenhuma delas confirmada com clareza nas Escrituras. A primeira é que o Pai celestial de Jesus o destinou a um serviço especial e sagrado e, portanto, ele viveu sob esse voto toda a sua vida. A segunda vem do fato de que Jesus é chamado de nazareno nas Escrituras, e por isso tinha feito o voto de nazireato. Mateus escreveu em seu Evangelho: "e foi viver numa cidade chamada Nazaré. Assim cumpriu-se o que fora dito pelos profetas: 'Ele será chamado Nazareno'" (Mateus 2:23). Deve-se notar que todos os que viviam em Nazaré eram nazarenos, mas nem todos os que viviam ali eram nazireus. Não há, contudo, nenhuma profecia específica no Velho Testamento de que o Messias seria chamado de Nazareno ou Nazireu. Os profetas aos quais Mateus se referiu podem ter sido profetas citados nas tradições judaicas, ou talvez tenham sido profetas que profetizavam no tempo de Jesus.

Uma das pessoas que viveram sob o voto de nazireato foi Sansão. Em Juízes 13 encontramos essa recomendação dada aos pais de Sansão antes mesmo de seu nascimento: "Vais conceber e dar à luz um filho; não bebas, pois, nenhum vinho nem licor, nem comas coisa alguma impura, porque esse menino será nazireu desde o seio de sua mãe até o dia de sua morte" (Juízes 13:7).

Também há uma menção nas Escrituras a duas outras pessoas que foram dedicadas ao nazireato antes de nascerem: Samuel (1 Samuel 1:11) e João Batista (Lucas 1:15). Novamente, contudo, não há referência a Jesus ter sido dedicado dessa forma, nem por seus pais terrenos nem por seu Pai celestial.

A única coisa que podemos concluir com certeza sobre se Jesus era um nazireu é isto: não há menção, por parte de Jesus ou dos apóstolos, de que ele tenha feito o voto de nazireato temporário ou permanente.

Nenhum vinho para os sacerdotes quando em serviço

Outros indicam uma lei levítica como prova de que Jesus não bebia vinho fermentado. Em Levítico, encontramos a seguinte ordem do Senhor para Aarão, o sumo sacerdote:

> Você e seus filhos não devem beber vinho nem outra bebida fermentada antes de entrar na Tenda do Encontro, senão vocês morrerão. É um decreto perpétuo para as suas gerações. Vocês têm que fazer separação entre o santo e o profano, entre o puro e o impuro, e ensinar aos israelitas todos os decretos que o SENHOR lhes deu por meio de Moisés (Levítico 10:9-11).

No Novo Testamento, Jesus é chamado de "Sumo Sacerdote" (Hebreus 7:26 e 8:2). Disso decorre a suposição de que esteve em serviço como sacerdote durante toda a sua vida terrena. Na verdade, Jesus não atuava como um sacerdote no tabernáculo ou no templo. Ele era da tribo de Judá, não de Levi — em outras palavras, não era um levita (Hebreus 7:14). Tornou-se nosso Sumo Sacerdote depois da sua crucificação, ressurreição e ascensão.

A recomendação dada a Aarão e aos sacerdotes em serviço no tabernáculo era uma questão de bom senso. Um sacerdote que bebesse muito teria sua percepção turvada. Seria um sacerdote que descuidaria dos vícios e provavelmente não teria a mente clara ao transmitir os mandamentos de Deus. Mas a recomendação de não beber vinho não se aplicava aos sacerdotes quando eles não estavam em serviço.

Os reis, aliás, também eram aconselhados a não beber vinho ou bebidas excitantes, com o mesmo propósito: manter a mente clara, a memória e a capacidade de julgar. Lemos nos Provérbios:

> Não convém aos reis, ó Lemuel;
> não convém aos reis beber vinho,
> não convém aos governantes desejar bebida fermentada,
> para não suceder que bebam e se esqueçam do que a lei determina, e deixem de fazer justiça aos oprimidos. (31:4-5)

Vinho novo?

Algumas pessoas crêem que o termo "vinho novo" se refere ao vinho que é o suco da uva antes de fermentar. Não há fundamento na história ou nas Escrituras para esta afirmação de que o vinho novo era vinho não fermentado. Novo vinho, tecnicamente, refere-se ao vinho recém-produzido.

Jesus disse:

> Ninguém põe remendo de pano novo em roupa velha, pois o remendo forçará a roupa, tornando pior o rasgo. Nem se põe vinho novo em vasilha de couro velha; se o fizer, a vasilha rebentará, o vinho se derramará e a vasilha se estragará. Ao contrário, põe-se vinho novo em vasilha de couro nova; e ambos se conservam (Mateus 9:16-17).

Para compreender essa passagem, devemos compreender um pouco como o vinho era feito naquela época.

As uvas eram colhidas nos vinhedos e colocadas numa tina grande, onde eram calcadas com os pés. Isso é mencionado em Isaías 63:3. O suco espremido das uvas era transferido para tinas menores onde fermentava por cerca de seis semanas. Então era colocado em recipientes feitos com pele de cabra (os "odres" de Mateus 9:17) ou em jarras (como mencionado em João 2:6).

O motivo pelo qual o vinho novo não devia ser colocado em odres velhos era precisamente por causa de sua fermentação — o vinho novo estava sujeito à máxima fermentação, e os gases liberados como parte desse processo certamente romperiam as costuras das partes mais gastas do odre velho. Essas palavras de Jesus nada têm a ver com o consumo de uma bebida; elas se referem à manifestação do Espírito Santo àqueles que acreditassem em Jesus como seu Salvador.

No dia de Pentecostes em Atos 2, os discípulos estavam todos reunidos. Todos estavam cheios do Espírito Santo. Na época de Pentecostes, os judeus vinham de várias partes do mundo para Jerusalém e falavam línguas estrangeiras. Esses judeus estrangeiros ficavam confusos ao ouvir os discípulos da Galiléia falando em diferentes línguas estrangeiras. Entretanto, os judeus daquela área da Judéia, que não compreendiam as línguas estrangeiras, simplesmente caçoavam, dizendo: "Eles beberam vinho demais" (Atos 2:13). Em outras palavras, eles pensavam que os homens estavam embriagados e falavam coisas sem sentido[1] (vinho novo era de fato vinho, não suco de uva).

O que sabemos com certeza é que Jesus ergueu um cálice de vinho na Última Ceia e disse: "Este cálice é a nova aliança no meu sangue; façam isso sempre que o beberem em memória de mim" (1 Coríntios 11:25). Não há qualquer menção a vinho não fermentado.

Jesus de fato bebeu do cálice abençoado na Última Ceia? Eis o que Mateus relata do episódio:

> Em seguida tomou o cálice, deu graças e o ofereceu aos discípulos, dizendo: "Bebam dele todos vocês. Isto é o meu sangue da aliança, que é derramado em favor de muitos, para perdão de pecados. Eu lhes digo que, de agora em diante, não beberei deste fruto da videira até aquele dia em que beberei o vinho novo com vocês no Reino de meu Pai" (Mateus 26:27-29).

Parece que Jesus bebeu vinho naquela noite, e que admitiu que não beberia com eles novamente até depois de sua ressurreição.

Jesus disse que bebia vinho. Ele respondeu à crítica dos fariseus e dos legisladores religiosos que o repudiavam dizendo:

> Pois veio João Batista, que jejua e não bebe vinho, e vocês dizem: "Ele tem demônio". Veio o Filho do homem, comendo e bebendo, e vocês dizem: "Aí está um comilão e beberrão, amigo de publicanos e 'pecadores'" (Lucas 7:33-34).

QUE TIPO DE VINHO JESUS BEBIA?

O vinho produzido em Israel durante os dias de Jesus era basicamente vinho tinto. O vinho tinto é de longe o mais comum produzido através da história.

Durante séculos o vinho tinto tem sido usado na medicina. Hipócrates, o pai da medicina, usava vinho por volta do ano 400 a.C. para tratar inúmeras indisposições, como dor de cabeça, perturbações emocionais e irregularidades cardíacas. Ele também o usava para ajudar a digestão, para facilitar o sono e como tônico do sistema nervoso.

Platão observou: "Nada mais excelente nem mais valioso do que o vinho foi concedido à espécie humana por Deus". Louis Pasteur fez eco a essa afirmação séculos depois ao dizer: "O vinho é a mais salutar e a mais higiênica das bebidas".

BENEFÍCIOS QUE O VINHO TRAZ À SAÚDE JÁ FORAM COMPROVADOS

Nenhum outro alimento ou bebida reduz o índice geral de mortalidade e a incidência de ataques cardíacos tanto quanto o vinho.[2]

Um importante estudo científico publicado em 1992 despertou o interesse da comunidade médica americana para o que foi chamado de "paradoxo francês". Os cientistas Serge Renaud e Michel de Lorgeril publicaram suas descobertas em *Lancet*, a prestigiosa revista britânica de medicina, e assinalaram três fatos: os franceses consomem aproximadamente três vezes mais gordura, incluindo gorduras saturadas, do que os americanos. Eles fumam mais do que os americanos e fazem pouco exercício. Contudo, têm um dos índices mais baixos de ataques cardíacos do mundo. Também têm uma das mais baixas incidências de derrame.

Esses cientistas, que observaram o modo de vida dos franceses, concluíram que essa baixa incidência de doenças cardíacas se devia ao fato de que a grande maioria das pessoas na França consome diariamente uma quantidade moderada de vinho tinto. De fato, a bebida alcoólica mais consumida na França é vinho tinto. Os cientistas concluíram que as propriedades do vinho tinto causavam menos aderência das plaquetas no sangue, o que resultava em menor incidência de doenças cardíacas coronarianas.[3]

Estudos subseqüentes verificaram que os indivíduos que bebiam um ou dois copos de vinho tinto por dia tinham uma redução do risco de doenças cardíacas da ordem de 30 a 50 porcento.[4] Desde a publicação dessa pesquisa médica até hoje, ficou claro que nenhuma outra bebida ou alimento reduz, por si só, a incidência de ataques cardíacos como o vinho consumido moderadamente.

Esses resultados confirmaram um trabalho anterior do Dr. Arthur Klatsky, cardiologista, que começou a estudar a ligação entre doenças cardíacas e consumo de álcool na década de 1970. Inicialmente, o Dr. Klatsky estudou as fichas médicas de 80.000 pacientes. No final o estudo, que demorou dez anos, abrangeu 129.000 pacientes. Ele descobriu que tanto homens quanto mulheres que consumiam álcool com moderação eram acentuadamente menos propensos a morrer de doenças cardíacas.[5]

As doenças cardiovasculares (DCV) representam a primeira causa de morte no Brasil. Segundo dados do Sistema de Informações sobre Mortalidade do DATASUS do Ministério da Saúde, o coeficiente de mortalidade por doenças cardiovasculares é de aproximadamente 442/100.000 habitantes.

Uma ajuda contra isquemias (AVCs)

Está comprovado que o consumo de quantidades moderadas de vinho tinto diminui o risco de acidentes vasculares cerebrais, também chamados de isquemias ou AVCs. Um derrame isquêmico é causado por um coágulo, e os flavonóides contidos no vinho tinto — especialmente quercetina, catequina, epicatequina e resveratrol — reduzem a tendência à formação de coágulos no sangue.

Os vinhos tintos têm de cinqüenta a cem vezes mais resveratrol que os vinhos brancos. O resveratrol é uma substância encontrada na pele das uvas que ajuda a prevenir o crescimento de fungos. No corpo humano, aumenta o bom colesterol (HDL) e funciona como antioxidante, inibindo a oxidação do mau colesterol (LDL) e reduzindo a quantidade de placas que se formam nas artérias. O colesterol oxidado é a principal causa da aterosclerose. O resveratrol também ajuda a prevenir os coágulos sanguíneos.

Outro flavonóide potente contido no vinho tinto é a quercetina, que funciona como antioxidante e antiinflamatório. Também previne os coágulos ao reduzir o agrupamento de plaquetas.

Mais de mil ingredientes diferentes e de nutrientes foram encontrados no vinho tinto. Ele é particularmente rico em compostos fenólicos, que são substâncias fotoquímicas que dão ao vinho seu sabor amargo e adstringência. Na produção do vinho tinto, a pele das uvas é deixada misturada ao suco enquanto ocorre a fermentação, por isso o vinho tinto tem um conteúdo muito mais elevado de compostos fenólicos do que o vinho branco. O vinho tinto também tem mais de cem flavonóides diferentes — flavonóis, antocianinas, catequinas e os oligômeros e polímeros das catequinas. Os flavonóides têm propriedades antioxidantes e antiinflamatórias. À parte da quercetina e do resveratrol, os flavonóides mais comuns no vinho tinto são a catequina e a epicatequina. Como um todo, os flavonóides inibem a agregação das plaquetas, com redução do risco de coágulos e, conseqüentemente, da probabilidade de ataques cardíacos e derrames.

Nenhum fenólico ou flavonóide protege, por si só, o coração. É a combinação dos compostos flavonóides e fenólicos que dá essa proteção contra doenças cardiovasculares e derrames. O grupo diversificado de substâncias fenólicas e de flavonóides trabalha em equipe para aumentar o bom colesterol (HDL), diminuir a oxidação do mau colesterol (LDL) e reduzir a aderência das plaquetas e de fibrinogênio (o principal componente dos coágulos sanguíneos).

Proteção contra o câncer

As propriedades do vinho tinto parecem ter também propriedades benéficas contra o câncer. Descobriu-se que a quercetina, especialmente, tem poderosas propriedades anticancerígenas.

Ajuda à digestão

O vinho tinto também ajuda a estimular a digestão. Lemos na epístola de Paulo a Timóteo: "Não continue a beber somente água; tome também um pouco de vinho, por causa do seu estômago e das suas freqüentes enfermidades" (1 Timóteo 5:23). Quantidades moderadas de vinho tinto estimulam a secreção ácida do estômago sem causar dano à sua parede mucosa (atenção: se uma pessoa tem gastrite ou úlcera estomacal, deve evitar todas as formas de álcool).

Pessoalmente, acredito que uma das razões para a menor incidência de doenças cardíacas na França não se deve apenas ao consumo moderado de vinho, mas também ao modo de comer. Uma refeição francesa costuma ter vários pratos, sendo comum, por exemplo, um jantar com cinco pratos diferentes. Uma refeição dessas inclui uma entrada leve, uma entrada mais substanciosa, o prato principal e em seguida um quarto prato — quase sempre queijo — e, finalmente, a sobremesa. O vinho em geral é consumido tanto no almoço quanto no jantar. O ritmo da refeição é relaxado, com um amplo intervalo entre os pratos para dar tempo à digestão e à sensação de saciedade. O resultado é que se consome menos comida em cada refeição, e o vinho contribui para uma boa digestão.

Mas o vinho não só ajuda a digestão: também ajuda a prevenir gastroenterite e diarréias. O Dr. Martin Weisse, da Universidade de Virgínia Oriental, descobriu que beber um a dois copos de vinho às refeições pode contribuir para impedir intoxicações alimentares e disenteria. Em sua pesquisa acadêmica, o vinho superou o salicilato de bismuto, ingrediente ativo em medicamentos contra disenteria. Tanto o vinho branco quanto o tinto mostraram-se mais eficazes em matar as bactérias associadas à disenteria do que outras formas de álcool.[8]

Isto pode parecer uma notícia antiga para muitos. No final do século XIX, uma epidemia de cólera atingiu Paris. Aqueles que bebiam vinho em geral não tiveram a disenteria que é associada à cólera. Pessoas que fazem viagens freqüentes ao exterior verificaram por experiência própria que beber um copo de vinho tinto ou branco às refeições era um grande antídoto contra a diarréia que costuma incomodar os viajantes. E, realmente, no caso de prevenção contra a diarréia, o vinho branco ainda é mais eficiente que o tinto.

O vinho é também eficaz na prevenção aos cálculos renais. Entre 21 bebidas estudadas, o vinho foi a que mais se associou à menor formação de cálculos renais, num estudo realizado por uma equipe de Harvard.[9]

Ajuda contra a ansiedade

Por centenas de anos, o vinho vem sendo usado para tratar ansiedade, depressão e insônia. Essa sabedoria remonta ao livro de Provérbios:

> Dê bebida fermentada aos que estão prestes a morrer,
> vinho aos que estão angustiados;
> para que bebam e se esqueçam da sua pobreza,
> e não mais se lembrem da sua infelicidade
> (Provérbios 31: 6-7).

Durante séculos os médicos receitaram um ou dois copos de vinho na hora de dormir tanto para insônia quanto para ansiedade. O álcool, entretanto, é um depressor do sistema nervoso, e como os alcoólatras são sujeitos à depressão, não recomendo álcool para quem estiver deprimido. A depressão, aliás, pode levar uma pessoa a tornar-se alcoólatra.

OUTRAS BEBIDAS ALCOÓLICAS TAMBÉM SÃO BENÉFICAS?

Muita gente imagina que, se o vinho tinto é bom para a saúde física de uma pessoa, outras formas de álcool também são. Nem sempre.

Cerveja e bebidas destiladas fortes não têm as mesmas propriedades salutares. Um estudo chamado *Copenhagen Heart Study*

(Estudo Cardiológico de Copenhague) foi publicado no *British Medical Journal* em 1996. O estudo comparou pessoas que bebiam vinho, cerveja e bebidas destiladas. Um copo de 120 ml de vinho, uma lata de 350 ml de cerveja e uma dose de 45 ml de destilado forte a 80° foram comparados — o conteúdo alcoólico de cada uma dessas bebidas é de cerca de 15 ml.

O resultado mostrou que indivíduos que bebem vinho têm a menor incidência de morte por doença cardíaca e o índice mais baixo de mortalidade — de fato, o índice de mortalidade nesse grupo é 50 porcento menor. Mas, para os que bebem destilados na mesma quantidade, as taxas de mortalidade são muito mais altas. A cerveja não tem influência na taxa de mortalidade.[10]

O que significa um "copo de vinho"?

Quando falamos em um "copo de vinho", geralmente estamos falando de 120 ml, ou meia xícara. Essa é a quantidade média de um copo de vinho tradicional. Hoje, na nossa sociedade, encontramos copos que são enormes em comparação — às vezes contêm 350 ml ou mais. Não esqueça que a quantidade-padrão de vinho — um copo — é apenas meia xícara. Ao beber um copo de vinho na refeição, não se deve tomar mais de 120 ml, o equivalente a meia xícara.

O Departamento de Agricultura dos EUA define a moderação em bebidas alcoólicas como não mais de um drinque por dia para mulheres e não mais de dois drinques por dia para homens. Foi a pesquisa científica que indicou essas quantidades. De fato, uma série de estudos realizados demonstra a relação entre consumos mais elevados e taxas de mortalidade crescentes.

A Faculdade de Medicina de Harvard pesquisou mais de 22 mil homens com idades entre 40 e 80 anos durante um período de dez anos. A pesquisa concluiu que homens que consumiam duas a quatro bebidas alcoólicas por semana tinham uma probabilidade acentuadamente menor de morrer de problemas circulatórios ou cardíacos. Esses resultados foram surpreendentes quando comparados aos que consumiam em média menos de uma bebida alcoólica por semana. Entre esses também ocorreram menos casos de câncer no período de dez anos. Em contrapartida, entre os homens que consumiam duas ou mais bebidas alcoólicas *por dia*, a taxa de mortalidade foi 51 porcento mais alta. Portanto, fica a lição a ser aprendida: duas bebidas por semana podem ser benéficas e/ou protetoras, mas o consumo de duas bebidas por dia mostrou-se fatal para muitos dos pesquisados. O risco valerá a pena?[11]

Beber ou não beber: esta é a questão

O Instituto Nacional para o Abuso de Álcool e o Alcoolismo dos EUA (NIAAA) adverte: As pessoas não devem ser encorajadas a beber por motivos de saúde; e, se beberem, não devem exceder um ou dois drinques diários.[12]

Muitos grupos de pessoas devem evitar totalmente o álcool. Esses grupos incluem:

- mulheres grávidas;
- pessoas com doenças de fígado, como hepatite crônica ou cirrose;
- pessoas com insuficiência cardíaca congestiva, hiperglicemia ou hipertensão que não esteja sob controle;
- pessoas com porfiria;
- pessoas com úlceras ativas ou gastrite;
- pessoas com tendências a se viciar;
- pessoas com depressão;
- adolescentes.

As leis bíblicas contra consumo excessivo

Da primeira à última página, a Bíblia traz recomendações estritas contra o excessivo uso de álcool. Vemos repetidamente que aqueles que bebem em excesso sofrem terríveis conseqüências.

A primeira pessoa que a Bíblia descreve em estado de embriaguez é Noé, que plantou uma parreira depois do Dilúvio. Em Gênesis 9:21, lemos que "bebeu do vinho, embriagou-se". Seus filhos o descobriram nu no meio de sua tenda, e o filho que "viu a nudez do pai", Cam, foi amaldiçoado (9:22,25).

Ló, sobrinho de Abraão, também é mencionado como uma pessoa que bebeu demais. Ló fugiu de Sodoma com as duas filhas — sua mulher olhou para trás e foi transformada numa coluna de sal. Ló e suas filhas viviam isolados e com medo numa caverna nas montanhas acima de Zoar. Enquanto o tempo passava, as filhas conspiravam, dizendo: "Nosso pai já está velho, e não há homens nas redondezas que nos possuam, segundo o costume de toda a terra. Vamos dar vinho a nosso pai e então nos deitaremos com ele para preservar a sua linhagem". Naquela noite deram vinho ao pai, e a filha mais velha entrou e se deitou com ele" (Gênesis 19:31-33).

Em duas noites sucessivas, as jovens fizeram o pai beber vinho, e em seu estado de embriaguez ele teve sexo com as duas. Ambas ficaram grávidas dele. A primeira concebeu um filho e o chamou de Moabe. A segunda também deu à luz um menino e o chamou de Ben-Ami. Moabe tornou-se pai dos moabitas; Ben-Ami tornou-se pai dos amonitas. O resultado desse incesto foi a criação de dois grupos de pessoas que se tornaram os arquiinimigos dos israelitas durante muitos séculos (veja Gênesis 19:36-38).

Provérbios 20:1 diz:

> O vinho é zombador
> e a bebida fermentada provoca brigas;
> não é sábio deixar-se dominar por eles.

No Novo Testamento, Pedro adverte contra o consumo excessivo de vinho. Ele relembra o passado daqueles que agora conheciam Jesus e descreve aquela vida como um tempo em que eles viviam "em libertinagem, na sensualidade, nas bebedeiras, orgias e farras, e na idolatria repugnante" (1 Pedro 4:3).

O apóstolo Paulo escreveu aos efésios: "Não se embriaguem com vinho, que leva à libertinagem, mas deixem-se encher pelo Espírito" (Efésios 5:18).

Muitas pessoas justificam o ato de beber dizendo que Jesus bebia vinho. Contudo, em Gálatas 5:22-24 lemos:"Mas o fruto do Espírito é amor, alegria, paz, paciência, amabilidade, bondade, fidelidade, mansidão e domínio próprio. Contra essas coisas não há lei. Os que pertencem a Cristo Jesus crucificaram a carne, com as suas paixões e os seus desejos". Crucificar a carne significa abster-se de desejos luxuriosos. A temperança é definida como autocontrole, mas também envolve moderação. A moderação é imposta por você a você mesmo. Deus não vai mandar que você seja moderado, vai deixar que você se modere a si próprio. Você não conseguirá praticar a temperança até conseguir moderar a carne. Paulo chega a dizer que os cristãos crucificaram sua própria carne para que ela não mais tivesse controle sobre eles. Infelizmente, muitos cristãos não crucificaram sua carne e não estão praticando a temperança.

Advertências médicas contra o consumo excessivo

Na tradição judaica, os adolescentes atingem a maioridade aos treze anos. A partir daí, espera-se que bebam copinhos de vinho com os adultos como parte de seus serviços religiosos. Curiosamente, a taxa de alcoolismo entre os judeus é uma das mais baixas do mundo.[13] Portanto, para a maioria das pessoas, recomendo que deixem todas as bebidas alcoólicas no altar e abstenham-se do álcool até que tenham crucificado a carne e deixem o fruto da temperança atuar em sua vida. Muitas pessoas, infelizmente, devem evitar o álcool para sempre porque sua carne é demasiadamente fraca para resistir à tentação de mais uma dose.

O álcool em geral afeta o cérebro de um adolescente de maneira muito diferente do que afeta o cérebro de um adulto. O cérebro ainda não acabou de se desenvolver até que o indivíduo chega aos vinte e poucos anos. Uma das últimas áreas que amadurece no cérebro são os lobos frontais. Essa área se relaciona com a capacidade de fazer projetos e raciocínios complexos. Diferentes áreas de capacidade mental são em geral afetadas pela ingestão de álcool. Essas áreas abrangem:

- Solucionar problemas. As pessoas em geral têm maior dificuldade para resolver problemas simples, como limpar a casa ou fazer compras. Têm ainda maior dificuldade com problemas mais complexos, tais como instalar uma televisão nova ou um computador.
- Armazenar novas memórias. Em geral, têm problemas para fixar novas memórias, mas não para lembrar antigas informações que guardaram do passado.
- Concentração em problemas. Elas costumam ter dificuldades para se concentrar e focalizar a atenção.
- Problemas com o pensamento abstrato. O pensamento abstrato é o modo como interpretamos o significado de acontecimentos, situações ou histórias.
- Dificuldades com a percepção das emoções: uma pessoa normal percebe as emoções e a atitude das pessoas que lhe falam, enquanto um bebedor contumaz geralmente tem problemas nessa área.

Conseqüências do abuso de álcool

O consumo pesado de álcool pode ter conseqüências fatais. Primeiro, dá-se um risco maior de inúmeras doenças. Todas as doenças que se seguem foram relacionadas com o consumo excessivo de álcool: cirrose do fígado, pancreatite, câncer de língua, boca, faringe, laringe, esôfago, estômago, pâncreas e fígado, câncer de mama, debilidade do músculo cardíaco, derrame, pressão alta, problemas neurológicos, demência, perda de memória, confusão mental, síndrome de abstinência, anemia, hemorragia no trato gastrointestinal, depressão e várias formas de doenças psiquiátricas.

Em estudo divulgado pela Organização Mundial da Saúde, o alcoolismo é responsável por 60 doenças diferentes que matam.

Em segundo lugar, o consumo excessivo de álcool está ligado ao aumento do risco de acidentes, homicídios, violência doméstica, quedas, queimaduras e suicídios. A OMS estima que o dano social provocado pelo consumo de álcool no Brasil seja da ordem de 7,3% do PIB. De fato, 78% das mortes em acidentes de trânsito no Brasil têm presença do uso do álcool. Infelizmente, a grande maioria dessas mortes relacionadas ao álcool é de pessoas inocentes, que são pedestres, passageiros ou ocupantes de outros carros.

Em terceiro lugar, o consumo excessivo de álcool pode levar ao alcoolismo. Pessoas com sérias histórias de alcoolismo em sua família devem evitar todas as formas de álcool. O prognóstico mais importante para o alcoolismo vem de pais e ancestrais alcoólatras, e do ambiente cultural.[15]

No homem, o risco de se tornar viciado em álcool aumenta expressivamente se ele toma mais do que três ou quatro bebidas por dia. No caso das mulheres, basta que consumam três bebidas por dia para se tornarem viciadas.

O alcoolismo caracteriza-se por um desejo incontrolável de beber, assim como uma tolerância a quantidades crescentes de álcool. É definida pela OMS como "o consumo de álcool por um indivíduo que excede o limite aceito pela cultura ou prejudica a saúde ou as relações sociais". Muitos alcoólatras descobrem que têm esse desejo incontrolável de continuar a beber logo que começam. O álcool termina por controlá-los mais do que vice-versa. Se você perceber que tem ânsia por mais um ou dois copos de vinho numa refeição — ou se continua bebendo mais e mais vinho sem se dar conta disso — deve encarar seriamente essa tendência.

Uma maneira de avaliar se alguém tem problemas com álcool é um teste rotineiramente chamado de CAGE. A pessoa deve responder a estas perguntas:

- Você já sentiu necessidade de cortar a bebida?
- Você já ficou aborrecido por alguém criticar seu modo de beber?
- Você já se sentiu culpado por estar bebendo?
- Você já precisou de um "despertador" (que é um drinque para começar o dia)?[16]

Se a resposta for "sim" para duas ou mais perguntas, existe grande probabilidade de que a pessoa tenha problemas de algum grau com o álcool.

As conseqüências muito negativas do alcoolismo são:[17]

Aumento da mortalidade

- Taxas de mortalidade duas vezes maiores do que o comum nos homens e três vezes nas mulheres.
- O alcoolismo é a quarta principal causa de morte em homens entre vinte e cinco e quarenta e cinco anos de idade nas seguintes categorias: acidentes, homicídios, suicídios e cirrose.
- Os alcoólatras têm uma taxa de suicídio seis vezes maior que a média da população.
- Os alcoólatras reduzem sua expectativa de vida em dez anos.

BENEFÍCIOS DO VINHO TINTO SEM ÁLCOOL

Existem várias alternativas saudáveis que você pode considerar em lugar do álcool. Uma alternativa é tomar um extrato das propriedades benéficas do vinho tinto disponível em forma de suplemento alimentar, que não contém álcool.

Esse suplemento, disponível em cápsulas, tem várias marcas comerciais. Uma delas, à venda nos Estados Unidos, chamase "French Paradox" — outras são vendidas com o nome de "cápsulas de vinho tinto" apenas. As cápsulas foram padronizadas quanto a seu conteúdo e fornecem os importantes fitoquímicos encontrados no vinho tinto. Essas cápsulas são em geral mais baratas do que o próprio vinho, e não contêm álcool.

A segunda alternativa para o vinho tinto é comprar vinhos tintos não alcoólicos. Todos eles proporcionam os efeitos benéficos do vinho tinto sem os efeitos adversos associados ao álcool.

Finalmente, o suco de uva vermelha — de preferência o suco natural da fruta sem açúcar acrescentado — tem vários dos benefícios para a saúde que estão presentes no vinho tinto. O problema com o consumo do suco de uva é que ele tende a ser superconsumido — mais do que 120 ml — e as pessoas muitas vezes escolhem sucos de uva que já foram diluídos e contêm muito açúcar.

OUTRAS BEBIDAS DO TEMPO DE JESUS

Além de água e vinho, uma variedade de chás e sucos era provavelmente consumida no tempo de Jesus. Sabemos, por exemplo, que se faziam sucos de frutas silvestres, assim como de romã. As amoras também eram esmagadas para fazer com seu suco uma bebida refrescante. Os chás, eram, geralmente, usados como remédio, mais do que como bebida às refeições. O chá de hortelã era com toda certeza comum, da mesma forma que é hoje. Jesus sem dúvida consumia esses sucos e chás — mas não há registro disso na Bíblia.

O que Jesus beberia?

Jesus certamente bebia água e vinho tinto, e pode ter bebido vários sucos e chás de ervas também.

Podemos seguir o exemplo de Jesus garantindo que a nossa água seja pura, filtrada ou destilada, e que, se decidirmos beber vinho tinto, o nosso consumo se limite a apenas um copo de 120 ml por dia. Encorajo insistentemente meus pacientes e também meus leitores a preferir um vinho tinto não alcoólico, cápsulas de vinho tinto ou um suplemento alimentar que contenha os poderosos fitonutrientes quercetina e resveratrol.

Capítulo Nove

O que Jesus comia na sobremesa?

Recentemente contaram-me de uma mãe que preparava o café da manhã para a filha de dois anos de idade. Ela perguntou à menina: "O que você quer no café? Uma rosquinha ou um prato de cereais?"

A menininha respondeu: "Chocolate."

"Não", disse a mãe. "Você não pode comer chocolate de manhã. Não quer uma rosquinha ou cereais?"

De novo a menina disse: "Chocolate."

Já um pouco irritada, a mãe insistiu: "Não, querida, você não pode comer chocolate até depois do almoço. O que você quer? Uma rosquinha ou cereais?"

E a menina: "Almoço!"

Desde a primeira infância, parece, gostamos de doces. O sabor adocicado é um dos sabores que são registrados pelas papilas gustativas localizadas na língua. Tendemos a nos sentir como que privados de alguma coisa quando não temos nenhum doce à mão.

Que tipo de doce Jesus comia? O que ele costumava ter na sobremesa?

A resposta para as duas perguntas é simples: frutas.

Frutas: elemento importante da dieta dos antigos israelitas

As frutas eram uma parte importante da alimentação de Jesus, assim como haviam sido para os israelitas ao longo de sua história anterior.

Quando Moisés enviou doze exploradores à terra de Canaã, ele os orientou para que trouxessem algumas frutas daquela terra. Em Números 13:23 lemos:

> Quando chegaram ao vale de Escol, cortaram um ramo do qual pendia um único cacho de uvas. Dois deles carregaram o cacho, pendurado numa vara. Colheram também romãs e figos.

Imagine que terra produtiva! Um cacho de uvas que precisava ser transportado preso a uma vara por dois homens devia ser muito grande.

Uvas, figos e romãs são três frutas mencionadas com freqüência na Bíblia. São frutas que têm forte significado simbólico, e também usos práticos. Outras frutas mencionadas na Bíblia são as maçãs, as frutas silvestres, os melões, as tâmaras e as passas.

As uvas são uma fonte rica em nutrientes

A Bíblia faz mais referências a uvas e a videiras do que a quaisquer outros frutos e árvores frutíferas, com exceção de azeitonas e oliveiras.

É a primeira fruta cultivada que é mencionada na Bíblia. Seu cultivo pode ser acompanhado desde Noé (Gênesis 9:20-21). Depois que Noé saiu da arca, ele plantou uma vinha; de criador de animais ele passou a criador de vinhas. Ao longo dos anos, de julho a outubro a cada ano, uvas maduras eram, junto com o pão, um dos principais sustentos dos que viviam em Israel. Elas amadurecem primeiro na parte sul da terra, no começo de julho, e na parte norte da Galiléia em outubro.[1]

Uvas vermelhas e verdes são ricas em antocianina, um tipo de flavonóide que funciona como antioxidante. Um grupo de substâncias químicas conhecidas como OPCs (Proantocianidinas Oligoméricas) inclui o extrato da semente da uva e o extrato da casca do pinheiro. Esses polinutrientes são solúveis em água, e estudos clínicos sugerem que eles podem ser cinqüenta vezes mais potentes que a vitamina E, e vinte vezes mais potentes que a vitamina C em termos de atividade antioxidante. Os OPCs conseguem atravessar barreiras entre o sangue e o cérebro e, dessa forma, têm a capacidade de proteger o cérebro e os nervos da medula contra os danos causados pelos radicais livres. O extrato da semente da uva também ajuda a reparar o tecido conjuntivo e a proteger o fígado contra as agressões de inúmeras toxinas.[2] O extrato da semente da uva pode reduzir a dor e a inchação causada pelas veias varicosas, assim como revitalizar a pele envelhecida e reduzir queimaduras na pele.

Já foi comprovado que as uvas combatem a deterioração dos dentes e detêm a ação de vírus, e que têm alto teor de ácido caféico, substância considerada como forte agente no combate ao câncer.

As uvas também são uma rica fonte de resveratrol, outro poderoso fitonutriente. O resveratrol é encontrado em suas mais altas concentrações no vinho tinto, especialmente no vinho procedente de regiões frias e úmidas da França e do Canadá. Está presente tanto nas folhas quanto nas peles das uvas. As concentrações mais altas de resveratrol estão no vinho tinto e no suco de uvas roxas. O suco de uvas brancas, as uvas brancas e o vinho branco têm concentrações mais baixas desse fitonutriente.

O resveratrol é um antioxidante que ajuda a proteger o coração e os vasos sanguíneos de várias maneiras: ele reduz a aderência das plaquetas e já foi comprovado que contribui para aumentar o bom colesterol (HDL) e a bloquear a oxidação do mau colesterol (LDL). Ajuda também a reduzir inflamações. Estudos com resveratrol em animais sugerem que ele também pode inibir o desenvolvimento e a progressão do câncer.[3]

Finalmente, o resveratrol funciona como um inibidor de Cox-2 — quando a enzima Cox-2 é inibida, a atividade cancerígena diminui, assim como as inflamações. Os benefícios são especialmente importantes para quem sofre de artrite.

Outro fitonutriente nas uvas é o ácido elágico, que tem propriedades ao mesmo tempo antimutagênica e anticarcinogênica. Foi comprovado que ele inibe o câncer induzido quimicamente no fígado, pulmões, pele e esôfago, em estudos feitos com ratos. O ácido elágico também protege o nosso DNA.[4]

As uvas têm alto teor de boro, um mineral conhecido por ajudar a prevenir a osteoporose. Também são ricas em potássio e zinco, e em vitaminas A, B e C. Mas a boa notícia para quem faz dieta é que uma xícara de uvas ao natural tem apenas 58 calorias, apenas 0,3 gramas de gordura e nenhum colesterol.

Nos tempos antigos, os israelitas faziam mel de uva, um produto similar às nossas atuais geléias e doces em pasta, mas sem conservantes artificiais ou açúcar. Você pode fazer isso hoje seguindo uma receita simples. Lave quatro xícaras de uvas e retire os cabinhos. Coloque-as numa panela com meia xícara de água e ferva a mistura por cerca de vinte minutos, ou até que engrosse. Coe para tirar as sementes. Guarde em vidros esterilizados na geladeira. O açúcar natural das uvas se concentra — quanto mais doces elas são, mais doce será o mel de uva.

As uvas eram prensadas não só para fazer vinho, mas também suco fresco e vinagre. Elas eram colocadas em bolos de farinha, assim como as passas. Vinho amargo e vinagre eram feitos de uvas e dados aos soldados romanos para prevenir diarréia e fortalecê-los para o combate.[5] Quando Jesus estava preso à cruz, um soldado deu-lhe vinho amargo embebido numa esponja de hissopo (João 19:28-30).

Passas

Além de serem consumidas ao natural e em suco, as uvas secas são comidas na forma de passas.

Pesquisadores da Universidade Tufts, em Boston, desenvolveram um método de análise de cada alimento para determinar sua capacidade antioxidante. Amostras de alimentos são misturados a cromatógrafos líquidos, e então analisados para avaliar a rapidez e a eficiência com que os radicais livres são liquidados ao serem adicionados à mistura. Os alimentos com maior capacidade antioxidante são as frutas e os vegetais. Em primeiro lugar estão as ameixas secas e as passas!

No Velho Testamento, lemos que Abigail deu a Davi uma grande provisão de alimentos, inclusive cem cachos de passas (1 Samuel 25:18). As passas também foram levadas ao rei Davi quando ele fugiu de Absalão (2 Samuel 16:1).

Além de sua alta concentração de antioxidantes, as passas também são uma boa fonte de ferro, potássio, vitaminas B, fibras e carboidratos.

Uma palavra de advertência, contudo: as passas têm uma concentração de açúcar muito mais elevada do que outras frutas frescas. Também estão sujeitas a guardar mais resíduos de pesticidas. Para evitar problemas, recomendo com insistência que você dê preferência a passas orgânicas.

OS FIGOS ERAM ABUNDANTES NOS TEMPOS DE JESUS

A figueira é a primeira árvore frutífera mencionada na Bíblia. Em Gênesis 3, depois que Adão e Eva comeram o fruto proibido, lemos que seus olhos se abriram e eles perceberam que estavam nus. Eles "juntaram folhas de figueira para cobrir-se" (Gênesis 3:7).

Os figos estão entre as sete plantas mencionadas em Deuteronômio 8:7-10, no trecho das Escrituras em que Deus descreve a abundância da terra prometida:

> Pois o SENHOR, o seu Deus, os está levando a uma boa terra, cheia de riachos e tanques de água, de fontes que jorram nos vales e nas colinas; terra de trigo e cevada, videiras e figueiras, de romãzeiras, azeite de oliva e mel; terra onde não faltará pão e onde não terão falta de nada; terra onde as rochas têm ferro e onde vocês poderão extrair cobre das colinas. "Depois que tiverem comido até ficarem satisfeitos, louvem o SENHOR, o seu Deus, pela boa terra que lhes deu".

Durante séculos, várias nações e culturas no mundo inteiro consideraram o figo como um medicamento poderoso contra moléstias que vão do câncer à constipação, escorbuto a hemorróidas, gangrena a furúnculos, problemas de fígado a transtornos da menopausa.

Quando o rei Ezequias esteve doente, quase à morte, recebeu a visita do profeta Isaías, que lhe levou a palavra do Senhor: "Ponha a casa em ordem, porque você vai morrer; você não se recuperará" (Isaías 38:1).

Ezequias voltou-se para a parede, pôs-se a orar ao Senhor e chorou, lembrando que o Senhor o conduzira à verdade e que ele, com lealdade, se conduzira segundo a sua vontade. O Senhor então mandou Isaías de volta a Ezequias com esta mensagem: "Ouvi sua oração e vi suas lágrimas; acrescentarei quinze anos à sua vida. E eu livrarei você e esta cidade das mãos do rei da Assíria. Eu defenderei esta cidade" (Isaías 38:5-6). Isaías também lhe fez a seguinte recomendação: "Apliquem um emplastro de figos no furúnculo, e ele se recuperará" (Isaías 38:21).

Os figos foram usados ao longo dos tempos para combater os cânceres de pele. Seu extrato contém benzaldeído. Pesquisadores japoneses, principalmente, experimentaram o benzaldeído derivado dos figos como tratamento para pacientes cancerosos e ficaram impressionados com os resultados.

Também na Bíblia, os soldados de Davi encontraram um guerreiro egípcio que fora deixado sem comida e bebida por três dias e três noites. Lemos que eles lhe deram "um pedaço de bolo de figos prensados e dois bolos de uvas passas. Ele comeu e recobrou as forças" (1 Samuel 30:12).

Os figos têm altas quantidades de fibras, magnésio, potássio, cálcio, manganês, cobre, ferro e vitaminas C e B_6. Também são recomendados há séculos para tonificar e nutrir o intestino.

Nos tempos bíblicos, os figos eram em geral comidos secos, e muitas vezes prensados como bolos. Mas aqui vai uma advertência: os figos secos têm muito açúcar e efeito laxativo. Não recomendo que sejam comidos em grande quantidade de uma só vez!

Os figos frescos variam em cor do roxo escuro ao amarelo dourado. Quando comprar figos frescos, escolha os que são perfumados, firmes, sem manchas escuras ou pontos amolecidos. Secos ou frescos, os figos conservam-se melhor na geladeira. Ao comprar figos secos, verifique o que pode ter sido acrescentado a eles. Algumas pessoas são alérgicas aos sulfitos, muitas vezes usados para conservar os figos e outras frutas secas.

Nos tempos bíblicos, assim como hoje, uma combinação de frutas secas costuma ser usada como sobremesa. Passas, figos e damascos secos são deixados de molho de um dia para outro e depois ligeiramente fervidos com um pedaço de canela. Depois podem ser servidos gelados, com um pouco de suco de laranja ou de limão.

Jesus e a figueira

Era costume, nos tempos bíblicos, que as pessoas, viajando pela terra a pé, comessem as frutas das árvores que encontravam pelo caminho. Eram árvores que cresciam à vontade e não eram cultivadas.

Numa ocasião do ministério de Jesus, ele e seus discípulos tiveram fome e perceberam à distância uma figueira. Mas, ao se aproximarem da árvore, viram que não havia nenhum fruto nela — apenas folhas. Jesus amaldiçoou a figueira e com seus discípulos prosseguiu a viagem para Jerusalém. Na manhã seguinte, ao passarem pela mesma árvore, os discípulos repararam que a árvore tinha secado desde as raízes (veja Marcos 11). Era habitual que frutos e folhas aparecessem ao mesmo tempo nas figueiras em Israel — a ausência de frutas significava que a árvore não estava preenchendo seu objetivo como árvore. Jesus comparou a ausência de produtividade da árvore à ausência de verdadeiro crescimento espiritual entre aqueles que o rejeitavam.

Certamente Jesus não era contra figueiras e figos. O que o contrariava era ver qualquer aspecto da criação não cumprir o propósito a que se destinava.

AS ROMÃS SÃO POPULARES EM ISRAEL

As romãs crescem em Israel há milhares de anos. Estão entre os frutos trazidos pelos doze exploradores enviados por Moisés.

A romã tem um belo colorido, mas é uma das frutas mais difíceis de comer devido à grande quantidade de sementes. De acordo com a tradição judaica, há 613 sementes numa fruta plenamente madura — o mesmo número das leis que Deus deu a Israel.[6]

Entretanto, a romã tem um sabor doce e suculento quando se chupa cada semente lentamente, o que é, aliás, o melhor modo de comê-la.

O suco de romã também é encontrado em vários países com o nome de "grenadine". Uma bebida refrescante é feita no Oriente Médio com o suco de romã e água mineral gasosa.

As romãs são ricas em potássio, assim como em vitaminas B e C, cobre e magnésio. São também boas fontes de fibras.

Maçãs e damascos?

Adão e Eva comeram mesmo uma maçã tirada de uma macieira? Essa pergunta vem sendo feita há centenas de anos.

Em Gênesis 2:17, lemos a recomendação de Deus para que Adão e Eva não comessem o fruto da Árvore do Conhecimento do Bem e do Mal no Jardim do Éden. Contudo, em Gênesis 3, a serpente tentou Eva a comer dessa árvore, e todos nós conhecemos o resto da história. Eva comeu o fruto proibido e deu-o a Adão, que também o comeu. Ambos foram subseqüentemente banidos do Paraíso.

Durante séculos, presumiu-se que o fruto comido por Adão e Eva era uma maçã, uma vez que foi essa a tradução nos antigos textos ingleses. É pouco provável, entretanto, que se tratasse mesmo de uma maçã, porque essa fruta não é nativa daquela região do mundo.[7]

Também não é provável que as frutas que hoje conhecemos com esse nome sejam as "maçãs" do Cântico dos Cânticos

(2:5; 8:5). É muito mais admissível que as frutas em questão fossem romãs ou laranjas amargas.

Isso não significa absolutamente que não devamos comer as maçãs com que estamos acostumados. É exatamente o contrário que é verdadeiro! Maçãs com casca são ricas em pectina, um tipo especial de fibra que reduz os níveis de colesterol, junta e elimina as toxinas do trato gastrointestinal e ajuda a aliviar a constipação. Maçãs frescas contêm fitonutrientes, inclusive ácido elágico que, como observamos antes, possui propriedades importantes no combate ao câncer. Foi comprovado que quem come duas maçãs por dia regularmente tem muito menos resfriados e menos infecções respiratórias do que quem não come. O velho ditado americano que diz *An apple a day keeps the doctor away* ("Uma maçã por dia mantém o médico longe") tem uma boa dose de sabedoria médica!

Entretanto, o único modo de obter o máximo de valor nutritivo de uma maçã é comê-la com a casca. A maioria dos seus fitonutrientes é destruída pelo cozimento. Recomendo que você compre maçãs orgânicas para evitar pesticidas, agentes químicos e ceras muitas vezes presentes nas maçãs comercializadas.

Pesquisadores da Universidade Estadual de Michigan batizaram a maçã de "o alimento bom para tudo".

Comprovou-se que as maçãs:

- reduzem o mau colesterol (LDL) e a pressão arterial;
- combatem vírus;
- estabilizam o açúcar no sangue;
- tiram o apetite sem retirar do corpo os nutrientes necessários, o que ajuda principalmente a quem quer perder peso;
- regulam a função intestinal, prevenindo a constipação ou ajudando a tratar a diarréia, dependendo do que a pessoa precisa;
- previnem a deterioração dos dentes;
- ajudam a deter o crescimento de células cancerígenas.

Uma pessoa que come duas ou três maçãs por dia consegue incrementar acentuadamente sua proteção contra doenças cardíacas. Um estudo realizado na França concluiu que uma dieta rica em maçãs de fato reduz os níveis do colesterol prejudicial ao coração de 28 a 52 pontos, sem outras alterações na alimentação ou no hábito de exercícios físicos.

Damascos

Provérbios 25:11 diz: "A palavra proferida no tempo certo é como frutas de ouro incrustadas numa escultura de prata". Os damascos são conhecidos como maçãs douradas.

Durante séculos os habitantes das regiões montanhosas do Himalaia comeram por tradição grandes quantidades de um damasco que ali crescia naturalmente, conhecido como *kubani*. Eles atribuíam a essa fruta sua saúde e longevidade.

Damascos secos podem ser melhores para nós do que os frescos. E aí vai uma boa notícia para quem faz dieta: um damasco tem apenas 17 calorias e 0,4 gramas de gordura, embora forneça mais da metade do suprimento recomendado de vitamina A.

Os damascos eram abundantes na Terra Sagrada. Eles são ricos em carotenos, inclusive em beta-caroteno, em potássio, magnésio e ferro. O caroço do damasco contém amigdalina, também conhecida como B_{17} ou laetrile. A amigdalina é encontrada em muitos outros alimentos, como sementes de maçã, cerejas, pêssegos e ameixas. Também é encontrada no milheto e no trigo sarraceno. É um composto com duas moléculas de açúcar (uma de ácido cianídrico e outra de benzaldeído). Segundo alguns cientistas, os caroços do damasco podem curar ou matar. Um estudo realizado pela Clínica Mayo mostrou que pacientes às vezes apresentam sintomas de envenenamento por cianureto, uma vez que o laetrile pode formar cianureto no corpo.

O tratamento de câncer com laetrile é ilegal nos Estados Unidos; quem procura esse tratamento vai em geral a clínicas no México. Algumas clínicas ali relataram excelentes resultados no tratamento de uma grande variedade de cânceres. Entretanto, um amplo estudo clínico realizado com laetrile pela Clínica Mayo e patrocinado pelo Instituto Nacional do Câncer dos EUA não encontrou efeitos benéficos desse medicamento em casos de câncer avançado.

Outros pesquisadores afirmam que há benefícios em comer os caroços de damascos frescos e maduros, assim como caroços e sementes de várias outras frutas. Sua recomendação é que os frutos devem ser comidos inteiramente — peles, frutas e sementes ou caroços — e que comer uma fruta dessa forma, ao invés de apenas uma parte dela, traz grandes benefícios à saúde.

Novas pesquisas devem ainda ser feitas nessa área, especificamente quanto ao uso do laetrile. Precisamos determinar de um modo definitivo sua segurança e eficácia.

As frutas silvestres fazem muito bem

Frutas silvestres também são mencionadas na Escritura, especialmente a amora (veja 2 Samuel 5:23-24 e 1 Crônicas, 14:14-15). O fruto da amoreira se parece com a amora preta, mas é maior. As amoras pretas eram em geral comidas frescas ou em suco. Elas são usadas há séculos para fazer geléia, doce em pasta ou vinho.

Frutas como o mirtilo e a amora preta possuem também alta capacidade antioxidante. De fato, mirtilo e amora preta são respectivamente a terceira e a quarta fruta da lista dos alimentos com maior capacidade antioxidante (depois das ameixas secas e das passas).

As frutas silvestres — principalmente amoras pretas, mirtilos, framboesas e morangos — são ricas em fitonutrientes flavonóides. Um deles, a antocianina, é responsável pelas cores vivas dos vários tipos de frutas silvestres. Elas também contêm ácido elágico, outro fitonutriente importante.

Melões e pepinos

O melão é outra das frutas que os israelitas ansiavam comer quando viviam no Egito. Alguns historiadores que estudaram a Bíblia acreditam que os melões a que ela se refere eram de fato melancias, que continuam a crescer espontaneamente ao longo das margens do rio Nilo e em outras regiões do Egito. Outros crêem que eram melões almiscarados ou os melões que conhecemos hoje como *cantalupo*.

Em alguns lugares, o melão é considerado "o rei dos pepinos". Muitos acham que os pepinos mencionados na Bíblia eram na verdade melões, inclusive os que foram plantados no "pepinal", segundo Isaías 1:8. Se você remover as sementes dos pepinos, verá que um pepino descascado é praticamente igual a um melão, como ingrediente para uma salada de frutas. A casca e as sementes dos pepinos são o que lhes dá seu sabor peculiar — e seus efeitos gasosos.

A boa notícia é que melões de qualquer tipo proporcionam grandes benefícios para a saúde.

Os melões do tipo *cantalupo* — melões amarelos — são excelente fonte de carotenóides. O beta-caroteno que ele contém é convertido em vitamina A, que ajuda a estimular o sistema imune. O beta-caroteno também funciona como antioxidante e estimula as células T-auxiliares, importantes para a função imunológica. Vários estudos mostraram repetidamente que dietas ricas em carotenóides contribuem para a redução da probabilidade de surgimento de vários tipos de câncer.

O *cantalupo* tem também ingredientes que atuam como anticoagulantes (afinadores do sangue), o que pode explicar a correlação entre essa fruta e a prevenção de doenças cardiovasculares.

A melancia contém licopeno, um poderoso carotenóide, que é responsável por seu pigmento vermelho. Alimentos ricos em licopeno já comprovaram sua eficácia como preventivos do câncer da próstata. A melancia é uma das frutas com maior conteúdo de água — se você não gosta de beber água, pode experimentar comer mais melancia para manter seu corpo com a hidratação adequada. Ela é também um excelente diurético.

Ao comer melancia e outras frutas e vegetais ricos em água, você precisa se assegurar de que eles foram plantados em áreas livres de esgotos. Isso é importante principalmente nos países em desenvolvimento. Muitos turistas adoeceram depois de comer melões cultivados em áreas adubadas com água proveniente de esgotos.

Tâmaras ainda são populares em Israel

As tamareiras crescem em Israel desde os primórdios dos tempos bíblicos. Essa palmeira sempre floresceu no deserto, e costuma ser um indicador de que há água por perto. Elas florescem ao longo do litoral israelense, na região da Galiléia e nos desertos.

Salmos 92:12 nos diz: "os justos florescerão como a palmeira". Isso é uma referência à longevidade, à proliferação dos seus frutos e à utilidade dessa palmeira. A tamareira é uma árvore que tem usos múltiplos e benéficos — praticamente todas as partes dela têm uma utilidade direta para os seres humanos.

As tâmaras crescem em cachos. Um cacho pode ter duzentas tâmaras e pesar mais de 11 quilos. As tâmaras são muito doces e suculentas. São uma fonte rica de minerais e fibra. Talvez seu único inconveniente seja a quantidade de açúcar. De fato, elas contêm entre 60 a 70 porcento de açúcar.

Quando Jesus chegou a Jerusalém, eram as palmas das tamareiras que as pessoas agitavam para saudá-lo, dizendo: "Hosana!" "Bendito é o que vem em nome do Senhor!" "Bendito é o Rei de Israel!" (João 12:13).

Outras frutas boas para a saúde

A Bíblia tem centenas de referências a plantas, e certamente não podemos falar sobre todas elas em apenas alguns capítulos.

Muitas frutas não eram comuns entre os israelitas, mas são muito boas para a saúde, como o abacaxi e as frutas cítricas. Certamente você não precisa reduzir o consumo de uma fruta apenas porque ela não é citada na Bíblia.

Aconselho que inclua diferentes frutas em sua dieta, garantindo pelo menos duas a quatro porções de frutas frescas por dia. Se você comer uma diversidade de frutas, reunirá os benefícios dos diferentes fitonutrientes de que seu corpo necessita e obterá o máximo desses fitonutrientes na prevenção de câncer, doenças cardíacas e de outras doenças degenerativas.

Pessoas que consomem a maioria das frutas e dos vegetais em geral têm menor incidência de câncer, hipertensão, doenças cardíacas, diabetes e artrite. A quantidade recomendada é de três a quatro porções de vegetais por dia, e entre duas e cinco porções de frutas por dia.

Doce como mel

Talvez por causa de sua doçura, o mel é o principal símbolo da abundância das bênçãos de Deus na Bíblia. Nos tempos bíblicos, em lugar do açúcar processado, as pessoas usavam mel natural como adoçante ou comiam a polpa açucarada das frutas frescas.

Uma das referências mais famosas ao mel na Bíblia talvez seja a da batalha entre israelitas e filisteus. A Bíblia conta:

> O exército inteiro entrou num bosque, onde havia mel no chão. Eles viram o mel escorrendo, contudo ninguém comeu, pois temiam o juramento. Jônatas, porém, não sabia do juramento que seu pai havia imposto ao exército, de modo que estendeu a ponta da vara que tinha na mão e a molhou no favo de mel. Quando comeu, seus olhos brilharam. Então um dos soldados lhe disse: "Seu pai impôs ao exército um juramento severo, dizendo: 'Maldito seja todo o que comer hoje!' Por isso os homens estão exaustos". Jônatas disse: "Meu pai trouxe desgraça para nós. Veja como meus olhos brilham desde que provei um pouco deste mel. Como teria sido bem melhor se os homens tivessem comido hoje um pouco do que tomaram dos seus inimigos. A matança de filisteus não teria sido ainda maior?" (1 Samuel 14:25-30).

Jônatas, filho de Saul e amigo de Davi, certamente sabia por sua própria experiência que o mel, rico em açúcar, era um alimento energético.

Na continuação da história, em 1 Samuel, o povo estava tão faminto que caiu sobre os despojos deixados pelos filisteus e matou ovelhas, bois e bezerros para comê-los ainda com o sangue. Ao fazerem isso, os israelitas pecaram não só contra o juramento feito a Saul, mas também contra a Lei de Moisés sobre os alimentos puros e impuros (14:31-33).

Um antigo pergaminho egípcio relaciona aproximadamente novecentos tratamentos para uma grande variedade de doenças e ferimentos. Mais de quinhentos desses tratamentos têm o mel como ingrediente básico.

Gregos e romanos sabiam que esfregar o mel em ferimentos favorecia uma cura rápida e eficaz. O mel de fato mata bactérias nocivas dentro e fora do corpo.

Quem viaja pelo mundo costuma levar mel em sua bagagem; parece que muitas vezes ele funciona quando nada mais consegue deter a diarréia. Pesquisadores descobriram que o mel também pode ser eficaz no combate a bactérias patogênicas causadoras de intoxicação alimentar como *salmonella*, *shigella*, *E. coli* e até mesmo cólera.

Provérbios 24:13 diz:

> Coma mel, meu filho. É bom.
> O favo é doce ao paladar.

No livro *Folk Medicine* (Medicina popular), publicado em 1958, D.C. Jarvis sugeriu que o mel seja usado como tratamento para tosse, câimbras, queimaduras e congestão. Ele escreveu também que "uma colher de sopa de mel na refeição noturna" era uma maneira eficiente de combater a insônia.[8]

Nota: O Centro de Controle de Doenças dos EUA adverte os pais para que *não* dêem mel a uma criança com menos de um ano de idade. O motivo disso é que esporos de bactérias de botulismo podem aderir ao mel. O sistema imunológico dos adultos já é maduro e forte o bastante para combater esses ataques, mas as crianças muito pequenas ainda não são capazes disso.

Uma porção de mel, cerca de uma colher de sopa, tem 64 calorias e 17 gramas de carboidrato. Como o mel tem muitas calorias e carboidratos, faríamos bem em ouvir o conselho de Provérbios 25:16:

> Se você encontrar mel,
> coma apenas o suficiente,
> para que não fique enjoado e vomite.

Por milhares de anos, servir mel era uma maneira de homenagear os convidados. Geralmente o serviam depois do prato principal, no final do dia.

Uma sobremesa comum ainda hoje no Oriente Médio é o "creme de mel". É uma mistura de um quarto de xícara de mel com meio litro de iogurte natural, ou de creme de leite, ou de creme batido. Costuma-se também colocar à mesa uma tigela com mel e outra com iogurte (ou creme de leite, ou creme batido) para que cada um se sirva a seu gosto. À noite, quando está frio, o iogurte pode ser ligeiramente aquecido; nos meses de verão, ele é servido gelado.

NOZES COMO SOBREMESA

No Oriente Médio, as nozes costumam ser servidas muito mais como sobremesa do que como aperitivo.

Nozes, amêndoas e pistaches eram abundantes nos dias de Jesus, e muitas vezes usadas como ingredientes nas sobremesas. Como sabemos, todas essas variedades de nozes são benéficas para regular o açúcar no sangue e baixar o colesterol, quando consumidas com moderação.

Salomão tinha um "jardim de nozes". Muitos crêem que era um bosque de nogueiras, uma vez que as nozes eram muito valorizadas no antigo reino de Israel pelo óleo que produziam. O óleo de noz era considerado só um pouco inferior ao de oliva. As próprias nozes eram consideradas uma iguaria deliciosa. Os reis freqüentemente tinham bosques de nogueiras, amendoeiras e pistaches ao lado de seus bosques de oliveiras e figueiras. As nozes eram tão apreciadas que eram chamadas de nozes "reais".

Quando Judá mandou seus filhos, inclusive Benjamim, de volta para o Egito, ele lhes disse: "Se tem que ser assim, que seja! Coloquem alguns dos melhores produtos da nossa terra na bagagem e levem-nos como presente ao tal homem: um pouco de bálsamo, um pouco de mel, algumas especiarias e mirra, algumas nozes de pistache e amêndoas" (Gênesis 43:11). Ele não sabia na ocasião que estava mandando esses presentes para seu próprio filho, José.

As nozes estão ligadas à prevenção do câncer, a um menor risco de doenças cardíacas e ao tratamento dos diabéticos.

Eis uma comparação sucinta entre as três espécies de nozes mais comuns atualmente:

	Amêndoas (sem pele)	Amendoim (sem pele)	Noz
Porção de 28 gramas			
Calorias	174	164	172
Gramas de gordura	16	14	17,6
Potássio	95 mg	180 mg	
Gramas de carboidrato	9,5	6	3,4
Magnésio			57,4 mg
Gramas de proteína	1,0	6,6	6,9

As nozes são ricas em minerais importantes, como zinco, ferro, cobre, cálcio, magnésio e fósforo. Também têm alto teor de inibidores de protease, substâncias consideradas por alguns especialistas como os mais eficientes bloqueadores naturais de câncer descobertos até hoje. Todas as espécies de nozes contêm inibidores de protease — pistaches, amendoins, nozes, amêndoas, castanhas-do-pará, castanhas de caju, bolotas de carvalho, castanhas portuguesas e avelãs. Os amendoins não são nozes verdadeiras, são de fato um legume.

As nozes também são carregadas de polifenóis, que os pesquisadores associam à prevenção de câncer. Os polifenóis aparentemente atacam as células cancerígenas antes que elas se espalhem de modo incontrolável pelo corpo.

As nozes contribuem para a estabilização dos níveis de açúcar no sangue — o que é uma boa notícia para os diabéticos. Os amendoins, principalmente, parecem facilitar uma lenta e regular elevação tanto do açúcar no sangue quanto da insulina.

Durante séculos em Israel as nozes eram um presente que significava paz e boa vontade. *Kibbet*, que significa "deleite" em hebraico, é uma mistura de tâmaras, figos secos, passas e nozes. Costuma ser oferecida às visitas ou é servida no final da refeição com mel, iogurte e chá.

Um prato muito comum servido na Páscoa é *Haroset*. Este prato simboliza a argamassa que os escravos hebreus usaram na construção das pirâmides dos faraós. É feito com três quartos de xícara de amêndoas ou nozes picadas, três xícaras de maçãs também picadas, meia xícara de passas, meia xícara de tâmaras picadas, meia colher de chá de canela em pó e três quartos de xícara de suco de uva ou vinho tinto.

Recusando a sobremesa

Algumas pessoas acham útil recordar algumas passagens da Bíblia para dizer "não" a uma sobremesa:

> Vocês não sabem que são santuário de Deus e que o Espírito de Deus habita em vocês? Se alguém destruir o santuário de Deus, Deus o destruirá; pois o santuário de Deus, que são vocês, é sagrado (1 Coríntios 3:16-17).

> Quando você se assentar para uma refeição com alguma autoridade,
> observe com atenção quem está diante de você,
> e encoste a faca à sua própria garganta,
> se estiver com grande apetite.
> Não deseje as iguarias que lhe oferece,
> pois podem ser enganosas (Provérbios 23:1-3).

Nunca peça desculpa por não comer a sobremesa — você estaria enviando uma mensagem subliminar ao seu "eu interno" de que é errado dizer não. Em vez disso, diga apenas um simples, porém simpático, "não". Você estará colaborando para que sua mente seja induzida a se convencer que pode abandonar alguns alimentos para ter um corpo mais saudável.

Certamente não sou contra uma gulodice ocasional num dia especial, ou como parte de uma comemoração. Mas a palavra-chave neste caso é *ocasional*. Comece a dizer não à condescendência diária a doces e sobremesas.

Também não estou sugerindo que você diga não a doces e sobremesas com um ar de superioridade ou orgulho. Um simples e educado "não" é o bastante — sem sermões nem condenação aos outros. Sua recusa, contudo, pode ser uma ajuda para pessoas com excesso de peso que estiverem a seu lado, para que elas também recusem a sobremesa.

Certa vez, tive um paciente que se habituara a comer quase dois litros de sorvete todas as noites antes de dormir, e não compreendia por que pesava mais de 135 quilos, tinha pressão alta, colesterol alto e problemas coronários. Eu lhe disse que olhasse o lado positivo, porque ainda não estava diabético. Esse homem conseguiu fazer uma mudança total em seus hábitos e em sua vida — desistiu do sorvete — e emagreceu.

Mas, se você escorrega e come uma tigela de sorvete, ou uma barra de chocolate ou um saquinho de batatas fritas, não procure se punir jejuando, fazendo uma dieta ou pulando refeições. Apenas comece com determinação a fazer as escolhas certas e a comer o que Jesus comia. Todo mundo tropeça de vez em quando ou exagera na comida errada. Os erros são inevitáveis. Apenas recuse fazer deles o padrão ou transigir com o erro e continuar a fazer as escolhas erradas.

Como sobremesa, diga "sim" às frutas e ocasionalmente às nozes e um pouco de mel.

Para beliscar, diga "sim" às frutas.

Coma toda a sua fruta, inclusive a casca, quando for comestível.

Coma frutas frescas.

E aprecie essas alternativas às sobremesas com muito açúcar!

Segundo a minha experiência, quanto mais fresca for a fruta, mais as outras sobremesas lhe parecerão doces demais, e até enjoativas. Vai levar algum tempo, mas suas papilas gustativas podem ser treinadas.

O QUE JESUS COMERIA?

Jesus comia muitas frutas, algumas nozes e um pouco de mel.

Nós fazemos bem em comer mais frutas frescas e inteiras todos os dias, e de vez em quando em nos regalar com nozes e um pouco de mel misturado a iogurte ou salpicado sobre as frutas.

Capítulo Dez

Jesus fazia exercícios?

Muitos cristãos parecem achar que exercícios físicos têm pouco valor. Eles baseiam essa opinião, em parte, no que o apóstolo Paulo escreveu a Timóteo: "O exercício físico é de pouco proveito; a piedade, porém, para tudo é proveitosa, porque tem promessa da vida presente e da futura" (1Timóteo 4:8).

Entretanto, os tempos bíblicos eram imensamente diferentes dos dias de hoje no que se refere à necessidade das pessoas de "exercício corporal" adicional. Quando Jesus caminhou sobre esta terra, a maioria das pessoas caminhava de 5 a 16 quilômetros por dia para atender às rotinas de sua vida e de seus trabalhos. Não precisavam de exercício adicional. Apenas os gregos e os romanos praticavam exercícios físicos com a finalidade de desenvolver os músculos e de aumentar a força para participar de espetáculos desportivos. Certamente Paulo dava importância à saúde física. Ele apenas acreditava que fazer exercícios com o propósito de se dedicar aos esportes não era tão útil quanto dedicar o tempo e a energia para desenvolver a força espiritual.

Quando Jesus tinha aproximadamente quatro ou cinco anos, caminhou com sua família do Egito até Nazaré, uma distância superior a 640 quilômetros. Seu ministério foi pontuado por viagens freqüentes a várias partes de Israel, muitas delas da região da Galiléia até Jerusalém, uma distância de cerca de 190 quilômetros.

Os judeus tinham sete festas oficiais — três delas celebradas em Jerusalém: Páscoa (Festa do Pão Ázimo), Pentecostes (Festa das Semanas) e Festa dos Tabernáculos. Em Êxodo 34:23 lemos sobre essas festas: "Três vezes por ano todos os homens do seu povo comparecerão diante do Soberano, o SENHOR, o Deus de Israel", o que significava uma visita ao tabernáculo ou templo.

Sendo um judeu devoto, o pai terreno de Jesus, José, decerto comparecia a essas três festas anuais em Jerusalém. Era costumeiro que a família inteira fizesse a peregrinação. Faziam-se essas viagens caminhando por entre montanhas e regiões desérticas, com freqüência sob temperaturas que variavam entre frio intenso (no outono e início da primavera) a mais de 40 graus (no verão). Jesus, muito provavelmente, fez essas três viagens anuais a Jerusalém dos 5 aos 30 anos de idade. Se foi assim, ele caminhou pelo menos 29.000 quilômetros apenas nessas três peregrinações anuais da Galiléia a Jerusalém.

Sabemos com segurança que Jesus fez a viagem de Nazaré a Jerusalém quando tinha 12 anos. No Evangelho de Lucas, lemos que:

> Todos os anos seus pais iam a Jerusalém para a festa da Páscoa. Quando ele completou doze anos de idade, eles subiram à festa, conforme o costume (Lucas 2:41-42).

O evangelista Arthur Blessit obteve mapas que mostravam as estradas pelas quais Jesus viajou. Ele calculou que a distância percorrida por Jesus durante os três anos de seu ministério público foi de 5.031 quilômetros. A isso acrescentou a distância do Egito a Nazaré, assim como as milhas da Galiléia a Jerusalém, e chegou ao total de 34.767 quilômetros, que seria o que ele caminhou durante toda a sua vida.

Em muitos dias, parece que Jesus andava entre 15 a 30 quilômetros. Não temos idéia de quantos quilômetros pode ter caminhado enquanto ficou isolado durante quarenta dias no início do seu ministério. O número exato de quilômetros que ele percorreu durante sua vida pode ter sido o dobro do que Blessit calculou.

Para fazer uma comparação, basta lembrar que a distância em torno do globo terrestre, passando pela linha do Equador, é de 40.090,61 quilômetros. Isso nos permite concluir que Jesus caminhou quase o equivalente à distância em torno do nosso planeta durante a sua vida![1]

O MELHOR EXERCÍCIO FÍSICO É O AERÓBICO

A atividade cardiovascular mais benéfica é o exercício aeróbico. *Aeróbico* significa simplesmente "na presença do ar". Exercícios aeróbicos simultaneamente desafiam e estimulam a capacidade que o corpo tem de carregar oxigênio O sistema cardiovascular e os músculos tornam-se mais eficientes e mais fortes. O coração ganha mais capacidade de bombear mais sangue oxigenado em cada batida e, portanto, também se torna mais eficiente, enquanto o ritmo cardíaco em repouso fica mais lento. O ritmo cardíaco forte e menos acelerado é um bom sinal de *fitness* cardiovascular. Costumo examinar maratonistas com pulso de cinqüenta batidas por minuto.

Exercícios aeróbicos são aqueles exercícios que usam os grupos de grandes músculos do corpo em movimentos repetitivos por um período de tempo contínuo. Podem incluir caminhada rápida, corrida, dança aeróbica (inclusive jazz), bicicleta, natação, remo, *stepping* e patinação. O efeito aeróbico também pode ser alcançado com um jogo vigoroso, como futebol, tênis, basquete, ou outro esporte ativo.

Mesmo caminhar em passo moderado é uma excelente forma de exercício aeróbico. De fato, algumas pesquisas mostram que caminhar em ritmo moderado cinco dias por semana durante trinta minutos é tão vantajoso quanto caminhar rapidamente ou correr, embora os benefícios destes dois últimos exercícios sejam alcançados em menor tempo.

Como caminhante ativo, Jesus certamente praticava exercício aeróbico.

OS BENEFÍCIOS DO EXERCÍCIO AERÓBICO PARA A SAÚDE

O maior benefício do exercício aeróbico é que ele reduz acentuadamente o risco de doença cardiovascular. De fato, esse risco pode ser reduzido em cerca de 50 porcento. Para quem tem doença cardíaca, o exercício aeróbico diminui o risco de que a doença progrida. O resultado é visto no aumento da circulação colateral nas artérias coronarianas. Essas artérias adicionais funcionam como uma espécie de atalho natural, e melhoram a circulação para o músculo cardíaco.

O exercício aeróbico também reduz o que é chamado de *fatores de risco coronariano*. Trata-se de fatores que parecem ter impacto sobre a doença cardíaca. O exercício aeróbico diminui o peso corporal, baixa a pressão sanguínea, reduz os níveis de triglicerídeos e de mau colesterol (LDL). Em um estudo, pesquisadores monitoraram 84.000 enfermeiras durante oito anos. As mulheres que se exercitavam regularmente tinham um risco de ataque cardíaco e de derrame 54 porcento menor que as mulheres sedentárias. Estudos similares feitos com homens produziram resultados equivalentes.

O exercício também ajuda a prevenir diabetes e melhora a tolerância à glicose, que é a capacidade do corpo de regular o nível de açúcar no sangue. Baixa tolerância à glicose freqüentemente leva à diabetes. Cerca de um em cada quatro adultos nos Estados Unidos estão atualmente em risco de desenvolver baixa tolerância à glicose e, possivelmente, de terminar com diabetes. Na América Latina, há uma tendência do aumento da diabetes sobretudo entre as faixas etárias mais jovens. O exercício também melhora a capacidade do organismo de usar a insulina.

Estudos recentes revelam que a prática regular de exercícios diminui acentuadamente o risco de desenvolver diabetes do adulto (*diabetes mellitus* tipo 2), mesmo que o paciente não perca peso. Contudo, a perda de peso reduzirá ainda mais esse risco. Pessoas que se exercitam regularmente reduzem o risco de diabetes tipo 2 em quase 300 porcento.[2] Cerca de 90 porcento de todos os diabéticos têm o tipo 2 da doença. Essa forma de diabetes não é uma verdadeira deficiência de insulina, mas uma resistência dos tecidos — especialmente do fígado e do tecido muscular — aos efeitos da insulina.

O exercício aeróbico, se praticado com regularidade, ajuda a reduzir o risco de câncer. Indivíduos ativos fisicamente têm um risco muito menor de desenvolver câncer de cólon, mama e próstata.[3] Tantas pessoas se preocupam hoje com esses três tipos de câncer quando talvez a melhor coisa que pudessem fazer para se prevenir é amarrar os cordões de seus tênis e sair para uma caminhada acelerada quatro ou cinco vezes por semana! O que é bom para o corpo também é bom para a alma — tomar um pouco de ar fresco e de sol é bom para você!

O VALOR DOS EXERCÍCIOS DE MUSCULAÇÃO PARA A SAÚDE

Além da corrida, da dança aeróbica e das caminhadas, os exercícios de musculação também ajudam a manter a densidade óssea e, portanto, previnem a osteoporose.[4]

A osteoporose é muito comum em mulheres acima de cinqüenta anos. A massa óssea diminui numa taxa anual de 0,3 a 0,5 porcento, em geral a partir dos 30 anos. Essa perda aumenta para cerca de 2 ou 3 porcento após a menopausa, e essa taxa se mantém por aproximadamente dez anos. As mulheres tendem a perder cerca de 35 porcento da massa óssea cortical (como os ossos longos de seus braços e pernas) e cerca de 50 porcento de seus ossos trabeculares (como as vértebras) ao longo da vida. Em comparação, os homens perdem apenas cerca de 25 porcento da massa óssea cortical e apenas uma terça parte da massa óssea trabecular ao longo da vida.[5]

O Dr. Kenneth Cooper, considerado o fundador da ginástica aeróbica, é um grande defensor dos exercícios de impacto, que aumentam a densidade óssea tanto em homens quanto em mulheres em áreas do esqueleto que estão sujeitas a maior pressão por parte desse tipo de exercício. Essa categoria de exercícios inclui dança aeróbica, pular corda, canoagem, vôlei, corrida e tênis.

EXERCÍCIOS E CONTROLE DO PESO

Hoje, o excesso de peso atinge 38,8 milhões de brasileiros adultos (40,6%), dos quais 10,5 milhões são considerados obesos. A obesidade é um fator de risco para doenças cardíacas, hipertensão, diabetes, artrite, algumas formas de câncer e outras doenças degenerativas.

Caminhar é uma das melhores atividades conhecidas para perder peso. A caminhada acelerada ajuda a alcançar e manter o peso ideal de duas formas: aumentando a massa muscular e a taxa metabólica basal, e reduzindo o apetite.

Como o exercício tem esse impacto sobre o metabolismo e o que isso tem a ver com o controle do peso? A taxa metabólica basal de uma pessoa diminui em cerca de 5 porcento a cada década de vida depois dos 20 anos de idade. Indivíduos sedentários têm uma redução significativa de sua massa muscular à medida que envelhecem. Nesses indivíduos, há uma perda de aproximadamente 3 quilos de massa muscular a cada dez anos depois dos 20. A prática regular de exercícios aeróbicos, assim como de musculação, ajuda a pessoa a aumentar a massa muscular e, assim, eleva a taxa metabólica basal do corpo. Quando essa taxa sobe, a pessoa fica mais predisposta a perder peso. Como a massa muscular e a taxa metabólica decrescem com a idade, é muito difícil para uma pessoa impedir o aumento de peso depois da meia idade, a menos que ela se exercite regularmente.

Além disto, já foi comprovado que os exercícios aeróbicos diminuem o apetite e também reduzem a ânsia de comer.

OUTROS BENEFÍCIOS DA PRÁTICA REGULAR DE EXERCÍCIOS

Certamente o exercício promove bem-estar psicológico, reduzindo o estresse e a ansiedade, facilitando a queima das substâncias químicas que estimulam a ansiedade e estimulando a liberação de endorfinas no cérebro. Endorfinas são substâncias semelhantes a hormônios que levantam o astral e produzem uma sensação de bem-estar.

Um dos benefícios que você tem ao manter seu peso ideal é o psicológico. Uma pessoa que consegue melhorar seu tônus muscular e chega ao peso ideal é uma pessoa com melhor aparência, que cria uma auto-imagem favorável. A capacidade cardiovascular melhorada através de exercício regular aumenta a energia da pessoa e garante o sono mais tranqüilo. Mais descanso e mais energia são uma combinação que gera uma atitude positiva diante da vida!

O melhor horário para fazer exercícios aeróbicos é entre o meio da tarde e o começo da noite. Recomendo às pessoas que caminhem, corram ou se dediquem a exercícios aeróbicos pelo menos uma hora antes de sua refeição da noite para ajudar a diminuir as tensões do dia, moderar o apetite e ter energia para as atividades noturnas. Porém quem faz exercícios aeróbicos muito tarde pode ficar com energia demais e ter dificuldade para dormir quando for para a cama. Para perder peso, é aconselhável fazer exercícios de musculação antes dos aeróbicos.

Outro resultado extremamente importante do exercício aeróbico relaciona-se ao sistema linfático, um sistema sobre o qual as pessoas sabem muito pouco. Quando o coração bombeia o sangue, este segue dois caminhos. Um caminho é através do sistema circulatório de artérias e veias, e o outro através do sistema linfático. O sistema linfático tem vasos muito pequenos, presentes em todos os tecidos, que correm ao longo das pequenas artérias e veias. Os pequenos vasos linfáticos contêm cerca de quinze litros de fluido linfático; em outras palavras, há três vezes mais fluido linfático no corpo do que sangue.

O sistema linfático é extremamente importante para a eliminação das toxinas do corpo e a manutenção das defesas imunológicas do organismo. Ele inclui os nódulos linfáticos — cada pessoa tem cerca de seiscentos nódulos linfáticos que atuam como filtros. As células brancas do sangue nos nódulos linfáticos escaneiam o fluido linfático à caça de bactérias, vírus, micróbios e resíduos orgânicos. Essas células brancas incluem macrófagos, células-T, células-B e linfócitos, que atacam vírus, fungos e bactérias. Grande parte do sistema linfático — pelo menos 60 porcento dele — está nos intestinos, especialmente nas paredes intestinais. Quando o sistema linfático está vagaroso ou bloqueado, as células brancas também ficam mais lentas ou impedidas de matar esses vírus, bactérias e outros micróbios. Como resultado, as doenças podem se instalar mais facilmente.

Enquanto o sangue serve basicamente para alimentar as células de oxigênio e nutrientes, o fluido linfático funciona removendo os resíduos celulares. O fluido linfático circula muito mais lentamente do que o sangue — de fato, em geral ele faz um circuito completo pelo corpo apenas uma vez por dia.

O fluido linfático compõe-se de 50 porcento de proteína plasmática, e o sistema linfático é o principal sistema encarregado de levar o plasma sanguíneo através do corpo. Quando o sistema linfático se debilita, a proteína — que é o bloco de construção essencial para as células — fica incapaz de chegar a todos as células do corpo com eficiência. O sistema linfático contém cerca da metade da proteína plasmática que circula no corpo. Depois de circular pelo corpo no sistema linfático, a proteína plasmática volta novamente para a corrente sanguínea. Os linfócitos tiram da circulação as lipoproteínas, como o perigoso LDL (mau colesterol) e outras substâncias tóxicas.

O fluido linfático entra na corrente sanguínea ou no sistema linfático pelo duto torácico, que fica na parte superior do peito, do lado esquerdo. Quando o fluido linfático retorna ou fica estagnado devido a alguma infecção ou à falta de exercício, os linfócitos tornam-se incapazes de dar destino aos resíduos celulares, e o sistema inteiro pode se intoxicar.

Como é que o fluxo do fluido linfático tem relação com os exercícios? O sistema linfático funciona diferentemente do sangue no sistema circulatório. O sistema circulatório depende do sangue bombeado pelo coração. O sistema linfático, que flui de baixo para cima, contra a força da gravidade, em todas as áreas do corpo, com exceção da cabeça e do pescoço, depende das contrações musculares para fluir adequadamente. As contrações musculares como que empurram o fluido através dos canais linfáticos. Se o nível de atividade diminui, o fluxo do fluido linfático torna-se muito mais lento. Os exercícios aeróbicos podem tornar o fluxo linfático três vezes mais rápido! Isso significa que três vezes a quantidade de resíduo celular, micróbios exógenos, placas arteriais e LDL (mau colesterol) será removida.

Um fluxo mais rápido do fluido linfático também significa que as proteínas voltarão a circular mais rapidamente na corrente sanguínea. Quando essas proteínas retornam ao sistema linfático, elas tendem a atrair água. O resultado muitas vezes é inchação ou edema em diferentes tecidos do corpo.

Algumas das melhores atividades aeróbicas para estimular o fluxo parecem ser pular corda e pular sobre um minitrampolim.

Uma outra vantagem do exercício é ele levar ao aumento da transpiração, que é outro método pelo qual o corpo se livra de resíduos. A transpiração ajuda a manter a pele limpa e flexível, e também regula a temperatura do corpo. A transpiração pode não ser muito elegante, mas é muito saudável! Freqüentamos ambientes com ar-condicionado para as tarefas mais corriqueiras, como fazer compras, e usamos produtos para evitar a transpiração. Nosso estilo de vida é sedentário e desestimula a transpiração. O resultado é um armazenamento de toxinas no corpo da maioria das pessoas — toxinas que estão claramente associadas com uma ampla variedade de doenças degenerativas.

Acredito que um dos motivos pelos quais Deus criou o verão foi para que o homem pudesse pôr para fora, através da transpiração, muitos dos venenos que acumulou durante o outono, o inverno e a primavera.

A pele costuma ser chamada de "terceiro rim" por algumas autoridades médicas porque consegue eliminar do corpo toxinas como pesticidas, solventes, metais pesados, uréia e ácido láctico. Cerca de 99 porcento da respiração é água e o 1 porcento restante é constituído de resíduos tóxicos. Esfregar a pele com uma escova áspera ou uma bucha pode ajudar a remover as células ressecadas que se acumulam na epiderme. Aconselho usar uma escova seca antes de entrar no chuveiro. Essa escovação pode ajudar a melhorar a excreção das toxinas através dos poros desobstruídos e estimula a circulação.

Os exercícios não só aumentam a transpiração como também melhoram a circulação subcutânea, o que leva nutrientes para a pele e elimina os produtos de resíduos celulares. Os nutrientes proporcionados pela circulação contribuem para restaurar e rejuvenescer a pele.

Os exercícios trazem outros benefícios para a saúde, como a melhora dos processos de digestão e eliminação. Praticados com regularidade e conjugados a uma ingestão adequada de água, eles aumentam a freqüência da evacuação, ao promover os movimentos peristálticos Além disso, reduzem o risco do desenvolvimento de coágulos no sangue. Em suma, poucas coisas podem contribuir mais para uma boa saúde do que atividades físicas apropriadas, e em especial os exercícios aeróbicos.

Começando um programa de exercícios

Quando se dá início a um programa de exercícios, a mais importante atividade física que quase todo mundo pode cumprir com regularidade é caminhar. O único equipamento necessário é um bom par de tênis. Mas, se você não gosta de caminhar, procure um exercício de que goste. Ao fazer aquilo de que gosta, provavelmente você se empenhará no exercício com mais freqüência e lhe dedicará mais tempo. Se preferir andar de bicicleta, dançar, andar de skate, pular, nadar ou praticar alguma outra atividade aeróbica, faça isso.

O Dr. Kenneth Cooper recomenda vinte a trinta minutos de atividade aeróbica três ou quatro vezes por semana.[6] Eu recomendo a meus pacientes o agendamento de uma hora determinada, três a quatro vezes por semana, para praticar seus exercícios. Anote esse horário em sua agenda e depois mantenha o compromisso.

Uma das interessantes descobertas nessa área de pesquisa é que os trinta minutos de exercícios diários não precisam ser cumpridos de uma só vez — uma caminhada de quinze minutos antes da hora do almoço e outra de mais quinze minutos antes do jantar produzem os mesmos benefícios que um período concentrado de trinta minutos de exercício.

Provavelmente você vai achar mais fácil manter um programa de exercícios se tiver a companhia de outra pessoa. Recrute alguém da sua família ou um amigo para exercitar-se regularmente com você, ou entre para um grupo ou uma aula. O importante é começar, e depois continuar a se exercitar com regularidade. Faça dos exercícios uma prioridade.

Determine o seu batimento cardíaco máximo

Ao iniciar um programa de exercícios, você precisará determinar seu batimento cardíaco máximo. Seu alvo de zona de batimentos cardíacos deve ficar entre 50 e 80 porcento de seu batimento cardíaco máximo. Para determinar essa zona, subtraia a sua idade de 220. Multiplique esse número por 0,5 (50 porcento) e depois multiplique aquele primeiro número por 0,8 (80 porcento). Eis um exemplo: uma pessoa de 40 anos deve subtrair 40 de 220 (220 – 40 = 180); 180 x 0,5 = 90; 180 x 0,8 = 144. A zona de batimentos cardíacos dessa pessoa é de 90 a 144 batidas por minuto.

Mantenha seus batimentos cardíacos entre 50 e 60 porcento do máximo. No exemplo acima, isso ficará entre 90 e 108 batidas por minuto. Depois de uns dois meses, aumente a intensidade para 60 a 70 porcento do máximo. No exemplo, isso ficará entre 108 e 126 batidas por minuto. Vários meses depois, quando você estiver em forma, aumente a intensidade do exercício para 70 a 80 porcento. Em nosso exemplo de uma pessoa de 40 anos, isso ficará entre 126 a 144 batidas por minuto.

Aumentar seus batimentos cardíacos além dos 80 porcento do máximo previsto faz mais mal do que bem. A principal razão é que o exercício faz com que mais radicais livres sejam produzidos no corpo. A boa notícia é que, sob condições normais e nos limites saudáveis descritos, mais antioxidantes também são produzidos no corpo para dar conta do aumento de radicais livres. Contudo, os indivíduos que se exercitam com intensidade exagerada ou por tempo demais podem produzir quantidades excessivas de radicais livres. Essa quantidade excessiva de radicais livres pode prejudicar tecidos e órgãos.

O Dr. Kenneth Cooper referiu-se a esse problema em seu livro *Revolução Antioxidante*, em que discute os perigos do excesso de treinamento (*overtraining*)de muitos maratonistas. As pessoas que se excedem costumeiramente nos exercícios numa alta intensidade acabam aumentando seu risco de desenvolver câncer, doença cardíaca e outras doenças degenerativas. Aconselho insistentemente que você não se torne um "atleta de fim de semana" — alguém que só se exercita nos finais de semana acreditando que trinta minutos de exercício quatro ou cinco vezes por semana é o mesmo que duas ou três horas de exercício contínuo no final da semana. Essa suposição é totalmente equivocada.

Atletas de fim de semana sofrem mais de estiramentos musculares, dores e lesões na canela e em outras partes do corpo, problemas nos pés e outros problemas músculo-esqueléticos. Claro, eles não são os únicos a se exercitar em excesso. O risco de um ataque cardíaco para um homem sedentário de 50 anos depois de uma extenuante atividade física, como escavar neve, é superior a 10.000 porcento, em comparação a um indivíduo da mesma idade que se exercita regularmente e está bem condicionado.[8]

A maioria dos fisiologistas e dos médicos dessa área, inclusive o Dr. Kenneth Cooper, recomenda que se faça um exame médico completo antes de iniciar um programa de exercícios. Esse exame médico, na opinião do Dr. Cooper, deve incluir um teste ergométrico realizado por um médico qualificado. Isto é recomendado especialmente para pessoas com mais de 30 anos e para aqueles que têm qualquer fator de risco cardiovascular.

É importante incluir na rotina exercícios de alongamento assim como exercícios de resistência aos aeróbicos. O alongamento dá flexibilidade e também pode servir como um bom aquecimento antes do exercício aeróbico, o que ajuda a prevenir lesões músculo-esqueléticas. O alongamento também ajuda a reduzir sintomas de artrite.

Os exercícios de resistência — também chamados de peso — são especialmente importantes para preservar a massa muscular e prevenir a osteoporose.

Se você estiver iniciando um programa de caminhada, aconselho com insistência que se alongue antes de começar a caminhar, e que comece a caminhar devagar para aquecer seus músculos. Aumente seu ritmo gradativamente. Retarde seu ritmo alguns minutos antes do final para esfriar. Esse padrão reduzirá de modo acentuado seu risco de lesões.

FAZENDO O QUE VOCÊ SABE FAZER

Estudos confirmam que o sedentarismo mata mais que a obesidade, a hipertensão, o tabagismo, o diabetes e o colesterol alto. No Brasil, estima-se que 300 mil mortes ao ano ocorram por doenças associadas à falta de atividade física. O sedentarismo total predispõe uma pessoa a um risco 55 porcento maior de morrer cedo, em comparação com quem se dedica regularmente a uma atividade física leve ou moderada. Em geral, as pessoas concordam que exercícios físicos regulares são bons para a saúde, mas na prática uma pequena porcentagem de adultos é ativa numa base regular. Simplesmente não praticamos o que sabemos.[9] Muitas pessoas são sócias de clubes que não freqüentam, ou têm bicicletas que não utilizam guardadas na garagem. A década de 1990 foi uma década de grande expansão para a indústria do exercício, com muitas academias de ginástica surgindo, equipamentos para usar em casa sendo fabricados como nunca antes e um interesse maior por exercícios com *personal trainers*. Mas muitas vezes aquilo que começamos como um programa de exercícios parece *não* ser aquilo que sustentamos.

A primeira maior recomendação sobre exercícios é: Comece.

A segunda maior recomendação é: Exercite-se regularmente.

E a terceira maior recomendação é: Continue a se exercitar.

Quanto ao exercício: faça o que sabe fazer. E continue, continue, continue.

O que Jesus faria?

No caso dos exercícios, devemos fazer o que Jesus fez: Empenhe-se num amplo exercício diariamente. Para a maioria das pessoas, o exercício mais benéfico é caminhar, que é o modo pelo qual Jesus se exercitava neste mundo.

Capítulo Onze

Usando a dieta de Jesus para emagrecer

Há alguns anos assisti a um congresso num grande hotel em Las Vegas. Quando entramos no restaurante do hotel para o café da manhã, eu e minha esposa nos vimos em um salão enorme, com mesas profusamente decoradas, que pareciam conter todos os tipos imagináveis de comida. De um lado do salão estavam as comidas em seu "estado natural". Havia frutas frescas em abundância — montes de uvas, abacaxis recém-cortados, grapefruit, melões de vários tipos, pêssegos, nectarinas, laranjas, maçãs e arranjos coloridos com morangos, framboesas e mirtilos. No mesmo lado do salão, também havia uma mesa com cereais integrais e pães, assim como nozes, sementes e iogurtes.

Mas do lado oposto via-se outra mesa enorme com comidas preparadas pelo homem e alimentos cozidos: panquecas, waffles, roscas, pastéis, molhos, salsichas, bacon, biscoitos e outras coisas industrializadas, com muita gordura e muito açúcar.

Do lugar onde sentamos, tínhamos uma visão total das duas mesas. Disse à minha mulher para reparar nas pessoas que iam se servir em cada uma das mesas do bufê. Ela levou a sério a sugestão e começou a anotar. No final, as evidências comprovaram o que todo mundo diz — e também os dados científicos: as pessoas que se serviam dos pratos com muito açúcar e muita gordura quase sempre estavam acima do peso, tinham mais bolsas de gordura no rosto e em volta dos olhos, seus ombros eram mais encurvados e sua pele amarelada. Essas pessoas pareciam mais cansadas, com um baixo nível de energia.

Por outro lado, as pessoas que escolhiam os alimentos da mesa com frutas, cereais integrais, sementes, nozes e iogurte pareciam mais esbeltas e cheias de energia, sua pele e sua postura eram melhores, tinham aparência mais saudável.

Foi uma experiência que abriu os olhos da minha mulher. A partir daquele dia, ela passou a comer mais frutas, legumes, cereais integrais, sementes e nozes. Reduzimos drasticamente nosso consumo de *fast-food* e de alimentos altamente processados. Não só melhoramos nossa aparência física, como nossos níveis de energia também se elevaram. Ao escolher os alimentos que Jesus comia, trocamos nossa dieta cheia de calorias inúteis e freqüentemente propulsoras de doenças por outra em que as calorias são cheias de vitaminas salutares, fitonutrientes, antioxidantes, minerais, ácidos graxos e enzimas.

PERDENDO PESO COM OS ALIMENTOS QUE JESUS COMIA

Comer os alimentos que Jesus comia é bem simples. Não há contagem de calorias, de gramas de gordura, de carboidratos. Ao adotar a dieta mediterrânea, você também aumentará seu nível de energia e, ao incluir caminhadas diárias ou exercícios em sua rotina, gradualmente perderá peso.

Entretanto, se uma pessoa tem problemas de excesso de peso, alguns passos específicos devem ser seguidos como reforço para emagrecer:

1. Limite os amidos a apenas uma porção em cada refeição. Prefira cereais integrais e feijões a amidos processados.

2. Limite o consumo de azeite de oliva a uma ou duas colheres de sopa em cada refeição. Se fizer um molho para uma salada de alface e legumes, use apenas uma ou duas colheres de sopa de azeite com vinagre balsâmico e outros temperos. Deixe o molho ao lado e mergulhe ligeiramente as folhas nele. Elimine todos os outros óleos culinários, toucinho e manteiga. Se não pode dispensar alguma forma de gordura para espalhar em seu pão, misture azeite de oliva e manteiga amolecida em partes iguais, depois leve a mistura à geladeira. Sirva-se apenas de uma pequena porção dessa mistura na refeição.

3. Limite o consumo de peixe ou ave a duas porções por dia — cada porção com 50 a 80 gramas. Coma apenas uma porção de carne vermelha por semana — por volta de 100 gramas — e dê preferência à carne de gado não estabulado.

4. Comece seu almoço e seu jantar com uma grande salada de folhas de alface verdes e frescas (às quais, se quiser, pode acrescentar outros vegetais frescos). Dedique tempo à sua salada. Vai ver que assim ficará mais fácil dizer não aos amidos ou pratos de carne que podem acompanhar o menu.

5. Limite o vinho tinto a duas taças enquanto estiver tentando perder peso.

6. Procure comer suas frutas ao natural, não em forma de suco. Coma um pedaço da fruta pela manhã, e depois use o resto para matar a fome no intervalo das refeições ou como sobremesa. As maçãs são boas porque saciam a fome e a necessidade de açúcar. Para perder peso, evite frutas com alto conteúdo de açúcar, como bananas, tâmaras, figos, mangas, papaia, passas, ameixas secas. Prefira maçãs, amoras, morangos, melão, grapefruit, uvas, kiwi, nectarinas, laranjas, pêssegos, pêras, abacaxi, ameixas frescas, tangerinas e melancia.

A boa notícia é que a dieta mediterrânea adaptada ao regime para emagrecer pode incluir todos os vegetais sem amido que você possa desejar: folhas verdes, brócolis, repolho, aspargo, ervilhas verdes, espinafre, pepino, alho-poró, nabo, abóbora, couve-flor e muitos outros.

A EPIDEMIA DE OBESIDADE

Nos Estados Unidos, há atualmente uma epidemia de obesidade. De fato, entre os países industrializados do mundo inteiro, os EUA têm a mais alta taxa de obesidade. Mais da metade dos adultos americanos estão acima do peso normal ou obeso, e aproximadamente 25 porcento das crianças têm o mesmo problema. No Brasil, os dados também são preocupantes: o excesso de peso atinge 40,6% da população.

O Indice de Massa Corporal (IMC) fornece uma estimativa razoavelmente precisa da gordura no corpo. A pesagem subaquática é ainda mais precisa, mas a determinação pelo IMC é muito mais prática e mais fácil. A equação para determinar o IMC é:

ÍNDICE DE MASSA CORPORAL = PESO EM QUILOGRAMAS / ALTURA EM METROS

Um IMC de 18,5 a 25 é considerado normal. Abaixo de 18,5 estará abaixo do peso. Um IMC de 30 a 35 é obeso, e acima de 35 é considerado seriamente obeso.

IMC	19	20	21	22	23	24	25	26	27	28	29	30	31	32	33	34	35
Altura em metros	Peso em quilos																
1.40	37.2	39.2	41.2	43.1	45.1	47.0	49.0	51.0	52.9	54.9	56.8	58.8	60.8	62.7	64.7	66.6	68.6
1.42	38.3	40.3	42.3	44.4	46.4	48.4	50.4	52.4	54.4	56.5	58.5	60.5	62.5	64.5	66.5	68.6	70.6
1.44	39.4	41.5	43.5	45.6	47.7	49.8	51.8	53.9	56.0	58.1	60.1	62.2	64.3	66.4	68.4	70.5	72.6
1.46	40.5	42.6	44.8	46.9	49.0	51.2	53.3	55.4	57.6	59.7	61.8	63.9	66.1	68.2	70.3	72.5	74.6
1.48	41.6	43.8	46.0	48.2	50.4	52.6	54.8	57.0	59.1	61.3	63.5	65.7	67.9	70.1	72.3	74.5	76.7
1.50	42.8	45.0	47.3	49.5	51.8	54.0	56.3	58.5	60.8	63.0	65.3	67.5	69.8	72.0	74.3	76.5	78.8
1.52	43.9	46.2	48.5	50.8	53.1	55.4	57.8	60.1	62.4	64.7	67.0	69.3	71.6	73.9	76.2	78.6	80.9
1.54	45.1	47.4	49.8	52.2	54.5	56.9	59.3	61.7	64.0	66.4	68.8	71.1	73.5	75.9	78.3	80.6	83.0
1.56	46.2	48.7	51.1	53.5	56.0	58.4	60.8	63.3	65.7	68.1	70.6	73.0	75.4	77.9	80.3	82.7	85.2
1.58	47.4	49.9	52.4	54.9	57.4	59.9	62.4	64.9	67.4	69.9	72.4	74.9	77.4	79.9	82.4	84.9	87.4
1.60	48.6	51.2	53.8	56.3	58.9	61.4	64.0	66.6	69.1	71.7	74.2	76.8	79.4	81.9	84.5	87.0	89.6
1.62	49.9	52.5	55.1	57.7	60.4	63.0	65.6	68.2	70.9	73.5	76.1	78.7	81.4	84.0	86.6	89.2	91.9
1.64	51.1	53.8	56.5	59.2	61.9	64.6	67.2	69.9	72.6	75.3	78.0	80.7	83.4	86.1	88.8	91.4	94.1
1.66	52.4	55.1	57.9	60.6	63.4	66.1	68.9	71.6	74.4	77.2	79.9	82.7	85.4	88.2	90.9	93.7	96.4
1.68	53.6	56.4	59.3	62.1	64.9	67.7	70.6	73.4	76.2	79.0	81.8	84.7	87.5	90.3	93.1	96.0	98.8
1.70	54.9	57.8	60.7	63.6	66.5	69.4	72.3	75.1	78.0	80.9	83.8	86.7	89.6	92.5	95.4	98.3	101.2
1.72	56.2	59.2	62.1	65.1	68.0	71.0	74.0	76.9	79.9	82.8	85.8	88.8	91.7	94.7	97.6	100.6	103.5
1.74	57.5	60.6	63.6	66.6	69.6	72.7	75.7	78.7	81.7	84.8	87.8	90.8	93.9	96.9	99.9	102.9	106.0
1.76	58.9	62.0	65.0	68.1	71.2	74.3	77.4	80.5	83.6	86.7	89.8	92.9	96.0	99.1	102.2	105.3	108.4
1.78	60.2	63.4	66.5	69.7	72.9	76.0	79.2	82.4	85.5	88.7	91.9	95.1	98.2	101.4	104.6	107.7	110.9
1.80	61.6	64.8	68.0	71.3	74.5	77.8	81.0	84.2	87.5	90.7	94.0	97.2	100.4	103.7	106.9	110.2	113.4
1.82	62.9	66.2	69.6	72.9	76.2	79.5	82.8	86.1	89.4	92.7	96.1	99.4	102.7	106.0	109.3	112.6	115.9
1.84	64.3	67.7	71.1	74.5	77.9	81.3	84.6	88.0	91.4	94.8	98.2	101.6	105.0	108.3	111.7	115.1	118.5
1.86	65.7	69.2	72.7	76.1	79.6	83.0	86.5	89.9	93.4	96.9	100.3	103.8	107.2	110.7	114.2	117.6	121.1
1.88	67.2	70.7	74.2	77.8	81.3	84.8	88.4	91.9	95.4	99.0	102.5	106.0	109.6	113.1	116.6	120.2	123.7
1.90	68.6	72.2	75.8	79.4	83.0	86.6	90.3	93.9	97.5	101.1	104.7	108.3	111.9	115.5	119.1	122.7	126.4
1.92	70.0	73.7	77.4	81.1	84.8	88.5	92.2	95.8	99.5	103.2	106.9	110.6	114.3	118.0	121.7	125.3	129.0
1.94	71.5	75.3	79.0	82.8	86.6	90.3	94.1	97.9	101.6	105.4	109.1	112.9	116.7	120.4	124.2	128.0	131.7
1.96	73.0	76.8	80.7	84.5	88.4	92.2	96.0	99.9	103.7	107.6	111.4	115.2	119.1	122.9	126.8	130.6	134.5
1.98	74.5	78.4	82.3	86.2	90.2	94.1	98.0	101.9	105.9	109.8	113.7	117.6	121.5	125.5	129.4	133.3	137.2
2.00	76.0	80.0	84.0	88.0	92.0	96.0	100.0	104.0	108.0	112.0	116.0	120.0	124.0	128.0	132.0	136.0	140.0

O PRINCÍPIO BÁSICO PARA A PERDA DE PESO

Toda perda de peso se baseia num princípio muito simples: coma menos calorias do que as que você consegue queimar. Você pode conseguir isso consumindo menos calorias do que as que seu corpo queima, ou aumentando seu nível de atividade para queimar mais calorias do que as que você consome.

Duas das dietas mais populares nos Estados Unidos são as de redução radical de carboidratos, como a Dieta do Dr. Atkins, e as de conteúdo muito baixo de gorduras, como a do Dr. Ornish. O problema com essas dietas é que são verdadeiras armadilhas para provocar uma compulsão incontrolável por comida depois do emagrecimento. De fato, têm uma taxa de fracasso de quase 100 porcento após cinco anos, de acordo com uma conferência de avaliação do Instituto Nacional de Tecnologia da Saúde dos EUA.[1]

Tanto as dietas de poucos carboidratos como as dietas de pouca gordura podem funcionar. As pessoas perdem peso temporariamente. Contudo, quase sempre recuperam o peso perdido, e muitas vezes recuperam ainda mais peso.

Uma das principais razões pelas quais a Dieta Atkins e outras que reduzem os carboidratos funcionam é que de fato elas baixam os níveis de insulina. Os americanos comem um excesso de açúcar e de alimentos processados que contêm muitos carboidratos, com alto índice glicêmico. Tanto o açúcar quanto os carboidratos com alto índice glicêmico aumentam a insulina, a qual, por sua vez, baixa os níveis de açúcar no sangue e promove o armazenamento da gordura. Ao comer a dieta de Jesus, a pessoa comerá apenas pequenas quantidades de alimentos açucarados e em raras ocasiões. Em lugar de carboidratos processados com alto índice glicêmico, a pessoa comerá amidos de cereais integrais. Consumir cereais integrais, feijões, legumes e outros alimentos com alto teor de fibras, em combinação com azeite de oliva, previne a elevação dos níveis de insulina, o que, em essência, "desliga" o sinal para o corpo armazenar gordura.

Dietas com poucos carboidratos são quase sempre altas no tipo errado de gorduras (como as gorduras saturadas, as gorduras excessivamente poliinsaturadas e as gorduras hidrogenadas). Essas gorduras, quando usadas para cozinhar, criam radicais livres que causam danos degenerativos no nível celular. Quem segue essas dietas consome em geral quantidades excessivas de carne e de gordura animal, o que pode acarretar risco de doenças cardíacas e câncer. Essas pessoas em geral não comem suficientemente frutas, vegetais e fibras, e por isso suas dietas tendem a ser deficientes em fitonutrientes, antioxidantes e fibras, elementos estes que ajudam a prevenir câncer e doenças cardíacas.

As dietas com baixo conteúdo de gordura, como a do Dr. Ornish, também funcionam. As pessoas perdem peso. Contudo, a dieta com baixo conteúdo de gordura não satisfaz o paladar, e depois de uma refeição a pessoa costuma sair da mesa sentindo-se ainda insatisfeita. Isso pode levá-la a beliscar. Em todas essas dietas, a mesma e sabotadora "vontade de beliscar" parece estar esperando quando se dobra a esquina.

Em nítido contraste com as dietas desse tipo, a dieta de Jesus se torna um estilo de vida; comer passa a ser uma experiência sempre renovada. Os alimentos cozidos com azeite de oliva e diferentes ervas e especiarias são cheios de sabor e satisfazem o paladar. Frutas e vegetais frescos e cereais integrais dão uma sensação de plenitude.

Sempre encorajo as pessoas que desejam perder peso a se focalizarem nos alimentos que Jesus comia — em lugar de alimentos elaborados e processados industrialmente. Melhor do que o hábito compulsivo de contar gramas de carboidratos, gramas de gordura ou calorias é concentrar-se em fazer a escolha certa do que se cozinha e do que se come.

Aumentando sua taxa metabólica

Outro fator importante para a perda de peso é a taxa metabólica. A "taxa metabólica basal" é definida no *Stedman's Medical Dictionary* como a "produção de calor de um indivíduo no nível mais baixo da química celular no estado de vigília, ou a mínima quantidade de atividade celular associada com as funções orgânicas contínuas de respiração, circulação e secreção". A taxa metabólica basal, em outras palavras, é a velocidade com que seu organismo funciona quando você está acordado e sem fazer nada.

A taxa metabólica basal deve ser determinada cedo pela manhã, antes da primeira refeição, quando o corpo e a mente ainda estão descansados, num aposento em que a temperatura não esteja fria demais nem quente demais.

Um dos reguladores mais importantes para a taxa metabólica é a glândula tireóide. O hipotiroidismo ocorre quando o funcionamento dessa glândula é lento. Muitas pessoas tendem a desenvolver hipotiroidismo quando envelhecem. Esta situação é diagnosticada de duas maneiras: ou pelo baixo nível do hormônio produzido pela tireóide no sangue, ou pelo nível elevado do hormônio pituitário TSH no sangue.

Antes de se usar a testagem do sangue, era comum diagnosticar o hipotiroidismo com base na temperatura média do corpo. Esse teste funcional foi desenvolvido pelo Dr. Broda Barnes.[2] Você mesmo pode fazê-lo: Registre sua temperatura pela manhã ao acordar durante três a sete dias, ou até mesmo por mais tempo. Use um termômetro comum, de mercúrio, e deixe-o junto à sua cama. Ao acordar, coloque o termômetro na axila durante dez minutos e registre a sua temperatura. Mulheres em pós-menopausa podem fazer esse teste em um dia qualquer, mas mulheres que ainda não chegaram à menopausa devem fazê-lo no segundo, terceiro e quarto dia da menstruação. Uma temperatura basal de menos de 36,5 graus centígrados pode indicar hipotiroidismo.

Outros sintomas de hipotiroidismo são depressão, problemas menstruais, constipação, pele seca, dificuldade para perder peso, fadiga, sensibilidade ao frio e dor de cabeça.

O que a taxa metabólica tem a ver com a manutenção de uma massa corporal enxuta? Tem muito! Uma massa corporal sem gordura, que corresponde ao peso dos músculos da pessoa, tem mais atividade metabólica do que um tecido adiposo. Em outras palavras, no estado de repouso, um quilo de músculo queima muitas calorias mais do que um quilo de gordura. A maioria das pessoas que precisam perder peso na verdade precisam é substituir os quilos de gordura por quilos de músculo. O melhor meio de conseguir isso com eficiência é através de exercício.

Aqueles que se exercitam com regularidade, em especial aqueles que caminham com regularidade, que fazem ginástica, musculação com pesos ou exercícios de resistência são os que aumentam seu percentual de músculos no corpo. Bem depois de uma caminhada acelerada, a taxa metabólica ainda permanece alta. E o resultado é que mesmo em repouso a pessoa tende a ter uma taxa metabólica mais alta. Quanto mais alta é a taxa metabólica, mais depressa a gordura é queimada, e mais fácil se torna manter o peso perdido.

Uma pessoa pode elevar sua taxa metabólica levantando pesos em casa, fazendo ginástica ou outros exercícios de resistência, algumas vezes por semana, e depois caminhando com energia durante vinte ou trinta minutos.

Temos tendência a pensar que exercício é uma coisa para jovens, mas a verdade é que é ainda mais importante exercitar-se depois dos vinte anos e nunca mais parar. A taxa metabólica basal diminui cerca de 5 porcento em cada década de vida depois dos vinte anos. As mulheres perdem em média cerca de 3 quilos de musculatura a cada dez anos depois dos vinte, principalmente por causa de um modo de vida sedentário. É muito fácil para uma mulher engordar, mesmo quando ela não muda seu padrão alimentar, e sobretudo quando se aproxima da menopausa. Quando os níveis hormonais começam a diminuir, a massa muscular também diminui e a gordura se acumula. Mulheres no período pré-menopausa — que pode durar de cinco a dez anos e começar entre os trinta e os quarenta anos de idade — tendem a ganhar uma média de um quilo por ano, e às vezes mais. Durante o período de pré-menopausa, o estrogênio tende a aumentar, e esse aumento promove o armazenamento de gordura, especialmente nas nádegas, quadris e coxas.

Durante o período de peri-menopausa (período de um a dois anos antes, durante e após o término dos ciclos menstruais), o estrogênio e a progesterona parecem aumentar e depois declinam, os níveis de testosterona tendem a aumentar, e todos esses fatores conduzem a um armazenamento ainda maior de gordura no abdome. Acrescentando-se a isso a lentidão da função tireóidea, a redução da massa muscular, e o que parece ser um aumento do estresse que muitas mulheres sentem nesse período, o ganho de peso parece quase inevitável. O estresse, aliás, resulta dos níveis aumentados de cortisol sérico e dos níveis mais baixos de serotonina. Ter níveis elevados de cortisol durante um período de tempo prolongado pode levar ao acúmulo da gordura em torno da cintura, assim como a mais gorduras e mais açúcar no sangue. Baixos níveis de serotonina afetam a disposição mental e o apetite. Também podem levar à depressão, insônia e ânsia por certos alimentos, especialmente açúcar e amidos. É comum ver muitas pessoas, principalmente mulheres, apanhadas num círculo vicioso que resulta não só em aumento de peso como também em oscilações de humor e vontade de comer açúcar e amidos.

Para evitar esse círculo vicioso, comece a se exercitar regularmente e faça uma variedade de exercícios aeróbicos, ginástica e exercícios com pesos. Peça também a seu médico para verificar sua função tireóidea testando seu sangue e confira sua temperatura. E coma o que Jesus comia.

SENSIBILIDADE A ALIMENTOS E IMPACTO DE ALERGIAS NA PERDA DE PESO

Outro fator importante a ser considerado quando se trata de perder peso e de manter essa perda de peso é a sensibilidade a determinados alimentos. Cada vez mais os americanos estão se tornando sensíveis ou alérgicos a vários alimentos, em certa medida porque consomem uma quantidade exagerada de *fast-foods* e de alimentos altamente processados com inúmeros aditivos.

Um dos sintomas da sensibilidade a alimentos, assim como de alergias a alimentos, é a tendência a engordar facilmente, a reter líquidos, a ficar inchado e a sofrer de gases, muitas vezes acompanhados de cólicas abdominais, náusea, prisão de ventre, diarréia, fadiga, bolsas e círculos escuros sob os olhos, muco excessivo, irritabilidade e dores de cabeça.

Algumas das alergias e sensibilidades alimentares se relacionam a laticínios, ovos, trigo, milho, levedos, soja e açúcar. Muitas pessoas acabam se viciando nesses alimentos tanto fisiológica quanto psicologicamente, e anseiam exatamente pelos alimentos a que são alérgicas ou sensíveis. Ao desejá-los e consumi-los em excesso, essas pessoas podem desenvolver um vício alimentar.

O melhor modo de distinguir se você tem uma alergia ou uma sensibilidade alimentar é eliminando completamente da sua dieta os alérgenos mais comuns. Pare simplesmente de comer laticínios, ovos, trigo, milho, levedos de soja e açúcar. Depois acrescente cada um desses itens à sua dieta um a um, por um período de tempo, e observe se surge algum dos sintomas mencionados.

Uma vez que uma sensibilidade ou alergia é identificada, a pessoa deve evitar esses alimentos pelo menos durante três meses. O melhor modo de evitá-los, naturalmente, é evitar alimentos processados e comer uma dieta natural que consistirá de alimentos não processados, produtos frescos e cereais integrais.

Se você suspeitar ou descobrir que é sensível ao trigo, substitua o pão de trigo por pão de milhete, pão de arroz integral ou pão de outros cereais integrais que não contenha trigo. Quando uma pessoa é sensível a trigo, geralmente também é sensível a aveia, cevada e centeio. Ao eliminar o alimento ao qual é sensível durante três meses, você provavelmente superará essa sensibilidade e conseguirá acrescentá-lo a sua dieta em pequenas quantidades a cada três ou quatro dias.

Se você for sensível a laticínios, pode substituí-los em sua dieta por queijo de soja, queijo de arroz ou outro queijo que não seja feito de leite de vaca. Depois de noventa dias de total abstinência desses produtos, em geral será possível reintroduzi-los, desde que os consuma apenas com um intervalo de três a quatro dias.[3]

MODIFICAÇÃO COMPORTAMENTAL PARA MANTER A PERDA DE PESO

Perder peso e manter essa perda é um processo que requer uma modificação comportamental. Eis aqui dez comportamentos que você fará bem em modificar:

1. Mude seus hábitos de comprar e cozinhar comida. Muitas pessoas têm dificuldade em modificar seus hábitos alimentares. Para resolver isso, recomendo que mudem seu modo de comprar e de cozinhar a comida!
   Uma das mais simples e eficazes estratégias comportamentais é esta: mantenha todas as "porcarias", todos os alimentos processados e todos os alimentos tentadores fora de sua lista de compras e fora da sua casa. Não compre esses alimentos. Se não os tiver à mão, será menos tentado a comê-los.

Muitos pais me dizem acreditar que seus filhos vão se sentir abandonados se não tiverem à sua disposição biscoitos, batatas fritas ou sorvete. Digo-lhes simplesmente que comprem frutas frescas para seus filhos. Eles logo vão se adaptar e aprender a gostar mais de frutas do que de sorvetes, biscoitos e batatas fritas, ou outras porcarias.

2. Modifique seu horário de refeições. Experimente fazer sua refeição da noite bem cedo, de modo a terminá-la antes das 19 horas, e não belisque nada depois disso.

3. Modifique suas atividades de depois do jantar. Procure dar uma caminhada depois de lavar os pratos do jantar. Desfrute o ar da noite. Vá com sua família ou um amigo, e continue sua conversa da mesa de jantar durante a caminhada. Você vai ver que essa alternativa é melhor do que ficar parado em frente da televisão.

4. Sirva-se apenas uma vez de cada prato, e pratique o "controle da porção" cada vez que se servir. Sirva-se da comida que está na panela, no bufê ou no forno, leve seu prato para a mesa e coma. Você ficará menos tentado a servir-se pela segunda vez.

5. Passe a deixar uns bocadinhos no prato em vez de raspá-lo. Se você deixar esses bocadinhos sem comer e somá-los depois de um mês, provavelmente terá deixado de comer várias refeições! Muitos de nós fomos ensinados quando éramos crianças a comer tudo, para não desperdiçar comida, principalmente porque tantas crianças passam fome no mundo. Descobri, quando era um jovem adulto, que limpar meu prato nunca ajudaria a essas crianças que passam fome, e que esse "extra" que eu comia ia diretamente para a minha cintura.

6. Faça um intervalo de cerca de quatro horas entre as refeições e não pule as refeições. Pular refeições tende a baixar a taxa metabólica. Também faz baixar o açúcar no sangue, o que geralmente aciona a vontade de comer açúcar, amido e "porcarias".

7. Mantenha por perto belisquetes saudáveis — frutas, nozes, sementes. Dê uma beliscada nessas coisas saudáveis antes de ir ao supermercado.

8. Quando fizer compras, permaneça no perímetro dos alimentos saudáveis. Evite a padaria. E recuse ir para o lado das batatas fritas, biscoitos e outras coisas tentadoras que não são saudáveis.

9. Diga "não" à sobremesa. Não peça nenhuma quando for ao restaurante. Se, ao jantar em casa de amigos, lhe oferecerem uma, responda simples e gentilmente com um "não".

10. Finalmente, recuse-se a comer por qualquer razão que não seja alimentar seu corpo e desfrutar uma refeição com a família ou os amigos. Muitos de nós, quando crianças, recebíamos comida como um consolo — geralmente eram pudins, refrigerantes, coisas doces. Também é comum associarmos comidas com muito açúcar e muita gordura a tempos felizes (por exemplo, bolo e sorvete nas festas de aniversário). O resultado é que muitos adultos se voltam para essas comidas "consoladoras" quando os estresses da vida se tornam pesados. Quando nos sentimos solitários ou ansiosos, buscamos essas comidas para curar nossas emoções. Recuse-se a cair nesse padrão.

Quando se sentir estressado ou ansioso, saia para uma caminhada acelerada. Quando se sentir solitário, telefone para um amigo ou, melhor ainda, chame esse amigo para caminhar com você!

Capítulo Doze

O estilo mediterrâneo de saúde

Já ouvimos a expressão "estilo de vida" muitas vezes nos últimos trinta anos. Mas, quando se trata da dieta de Jesus, prefiro falar em "estilo de saúde". Comer da maneira que Jesus comia é muito mais do que simplesmente comer. Um bom estilo de saúde requer escolher bem as comidas que compramos, os pratos que preparamos e os exercícios que praticamos, além de transformar as refeições em uma ocasião agradável para nós.

Espero que você conclua, depois de ler este capítulo, que a melhor fonte para todos os aspectos de um estilo de saúde é Jesus Cristo. Seu manual operacional, a Bíblia Sagrada, deve pautar cada área da vida.

Os alimentos que Jesus comia são muito semelhantes aos indicados pela Dieta Mediterrânea, que se tornou muito popular nos últimos anos, com exceção dos alimentos proibidos que estão citados nos livros Levítico e Deuteronômio. A Dieta Mediterrânea permite moluscos e carne de porco, assim como peixes sem escamas e outros alimentos proibidos na Bíblia. Fora essas variações, seu plano de alimentação inclui as comidas que eram comuns nos tempos bíblicos e na terra onde Jesus viveu.

Sou um forte defensor da Dieta Mediterrânea como um todo. Não só é uma boa dieta para emagrecer, mas também um excelente modo de comer para o resto da vida. Inúmeras pesquisas indicaram que é a dieta mais saudável do mundo.

A Dieta Mediterrânea foi seguida durante séculos pelos povos que viviam em volta do Mar Mediterrâneo — variações dela são seguidas no sul da França, em partes da Itália e da Espanha, partes da África do Norte, como Marrocos e Tunísia, e partes do Oriente Médio, incluindo o Líbano, Síria, Israel e parte da Turquia. As plantas formam o núcleo da dieta e suas variações se adaptam aos vegetais específicos desses vários países.

A PESQUISA BÁSICA PARA A DIETA MEDITERRÂNEA

Os benefícios da Dieta Mediterrânea são conhecidos há quase quarenta anos, portanto todo o seu impacto em longo prazo foi bem documentado. A dieta surgiu inicialmente da pesquisa do médico Ancel Keys e colegas. Já no ano de 1958 o Dr. Keys publicou um trabalho expondo sua convicção quanto à existência de uma ligação entre dieta e doença da artéria coronária. Ele acreditava especificamente na relação direta entre uma ingestão maior de gorduras saturadas e um risco maior de doença da artéria coronária. Essa opinião se baseava em sua observação científica de que, durante o racionamento de comida na época da guerra, o consumo de carnes e de laticínios em alguns países da Europa diminuiu acentuadamente, e também as mortes por doenças cardíacas e a taxa geral de mortalidade. Entre as pessoas mais ricas dos países europeus — aquelas que continuaram a consumir carnes gordurosas e derivados do leite — o risco de doenças cardíacas aumentou.

De 1958 a 1964, o Dr. Keys e seus pesquisadores estudaram mais de doze mil homens com idades entre 40 e 50 anos. Esses homens foram divididos em dezesseis grupos estudados em sete países: Estados Unidos, Finlândia, Japão, Itália, Grécia, Holanda e Iugoslávia. O estudo do Dr. Keys tornou-se conhecido como "Estudo dos Sete Países".

Cada participante do estudo foi entrevistado e examinado fisicamente. Foram registrados seus dados sobre pressão sanguínea, nível de colesterol, nível de atividade, hábitos dietéticos e várias outras informações sobre outros hábitos relacionados à saúde, inclusive o tabagismo.

No final do período de estudo, o Dr. Keys e seus pesquisadores analisaram esses dados e descobriram que os homens do grupo mediterrâneo tinham os índices mais baixos em todas as causas de mortalidade. Mais surpreendente ainda para os pesquisadores foi a redução acentuada do índice de mortalidade devido a doenças cardíacas. Os gregos tiveram o índice geral de mortalidade mais baixo, e também o índice mais baixo de doenças cardíacas — índices ainda mais baixos que os dos japoneses. Os finlandeses, que tiveram o índice mais elevado de doenças cardíacas, consumiam quase 40 porcento das suas calorias em forma de gordura, e mais de 50 porcento dessas calorias eram provenientes de gordura saturada. Em contrapartida, os gregos consumiam quase a mesma quantidade de calorias na forma de gordura, mas apenas uma percentagem delas era proveniente de gordura saturada. A maior parte da gordura que os gregos ingeriam vinha de gordura monoinsaturada, que costumava ser azeite de oliva.

Os japoneses consumiam apenas 19 porcento de suas calorias totais na forma de gordura, e apenas 3 porcento delas vinha de gordura saturada, contudo os gregos tinham uma incidência menor de doenças cardíacas do que os japoneses. Além disso, a taxa de doenças cardíacas nos gregos era quase 90 porcento mais baixa do que a verificada no grupo dos Estados Unidos.

A grande questão para o Dr. Keys e seus associados era a seguinte: Como pode uma pessoa comer uma percentagem mais alta de calorias da gordura, fumar, beber mais vinho, exercitar-se muito pouco, e mesmo assim ter uma expectativa de vida maior, uma redução significativa de doença coronária, menos incidência de câncer (exceto câncer de pulmão e outros cânceres relacionados a cigarros) e menor incidência de hipertensão, obesidade e da maior parte das doenças degenerativas que os americanos têm? Resposta: os componentes da Dieta Mediterrânea tradicional.

Como explicamos antes, na dieta americana há um excesso de gorduras saturadas, açúcar, alimentos processados, sal, carne vermelha e *fast-foods* — e por outro lado é pobre em frutas frescas, vegetais e cereais integrais. A Dieta Mediterrânea é muito mais equilibrada.

Dois esquemas de alimentação muito diferentes

Você vai achar muito interessante o fato de que em 1991 inúmeras organizações que trabalham com saúde tenham pedido ao Departamento de Agricultura dos EUA que abandonasse os quatro grupos básicos de alimentos e recomendasse uma redução significativa no consumo de açúcar, gordura e óleos de cozinha. Essas organizações também apresentaram uma proposta para que o Departamento de Agricultura classificasse os laticínios e as carnes vermelhas como alimentos opcionais, não como um dos quatro grupos básicos. Certamente essa recomendação era apoiada por numerosas pesquisas científicas que forneciam evidência conclusiva de que o elevado consumo de laticínios e carne era um importante fator para o desenvolvimento de doenças cardíacas, câncer, diabetes, obesidade e várias outras doenças degenerativas. No ano seguinte, o Departamento de Agricultura divulgou a pirâmide de orientação alimentar que substituiu os quatro grupos de alimentos.

A pirâmide de orientação alimentar mostra que a parte principal de nossa dieta — a parte que constitui a base da pirâmide — deveria consistir de pão, cereais, arroz e pasta (macarrão e similares), compreendendo entre 30 e 45 porcento da dieta de uma pessoa. Na minha opinião, o que o Departamento de Agricultura não disse — e deveria ter enfatizado — é que esses alimentos deveriam ser produzidos com cereais integrais.

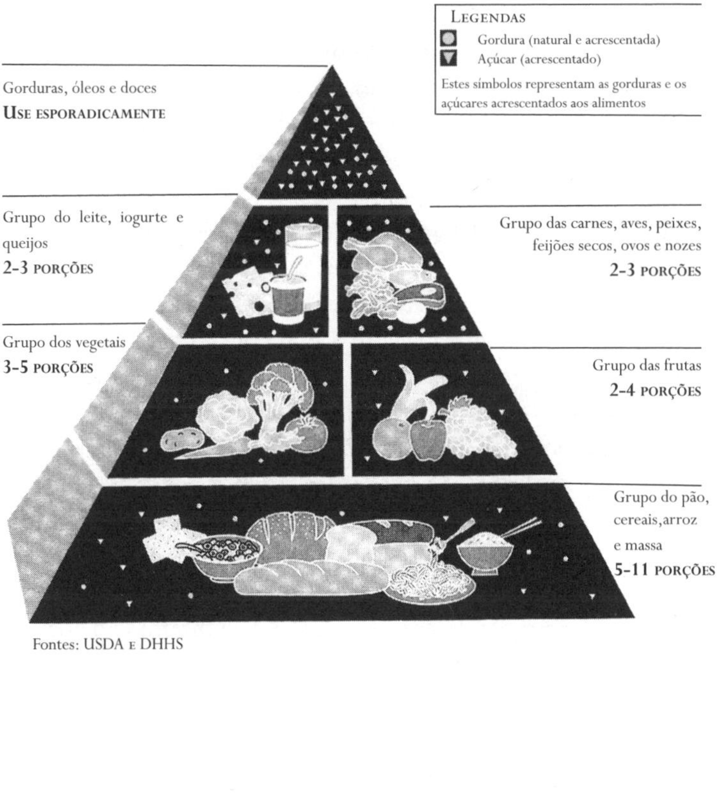

Fontes: USDA E DHHS

O segundo nível da pirâmide de orientação alimentar cabe aos grupo de frutas e vegetais. Nesse nível, o Departamento recomendava três a cinco porções de vegetais por dia, e duas a três porções de frutas por dia. Os vegetais devem abranger 15 a 20 porcento da dieta de uma pessoa, e as frutas 10 a 15 porcento. Infelizmente, o americano médio parece pensar que os três principais vegetais a serem consumidos são batatas fritas, cebolas fritas e sucos de frutas carregados de açúcar, ou tirados de uma lata. Para que a pirâmide alimentar do Departamento seja mais benéfica, seria preciso consumir frutas frescas e inteiras e vegetais sempre que possível.

O terceiro nível da pirâmide alimentar do Departamento de Agricultura dos EUA é de duas porções de leite, iogurte ou queijo por dia, e duas a três porções por dia de carne, aves, peixe, feijões secos, ovos e nozes. Os laticínios não devem totalizar mais de 10 porcento do que se come. O Departamento estabelece o tamanho da porção, nesse nível da pirâmide, em 50 a 85 gramas, o que dá a impressão de que se pode consumir até 255 gramas diárias de carne vermelha. Esta, na minha opinião, é uma quantidade muito pouco saudável. Não aconselho que se coma mais do que 110 gramas de carne por dia (preferivelmente de ave ou peixe).

Gorduras, óleos e adoçantes estão no topo da pirâmide, e essa seção é contemplada com 5 porcento da dieta diária. Essa pequena parte da pirâmide deve incluir todas as gorduras e óleos, inclusive os molhos de salada que contêm óleo, o óleo que se usa para preparar a comida, o óleo contido nos *fast-foods* e as gorduras dos alimentos processados. A maioria dos americanos ultrapassa de longe essa quantidade.

A pirâmide de orientação alimentar é um bom começo, mas não fornece esclarecimento adequado sobre cada nível da pirâmide. Contrastando com ela, aqui está a pirâmide de orientação alimentar da Dieta Mediterrânea:

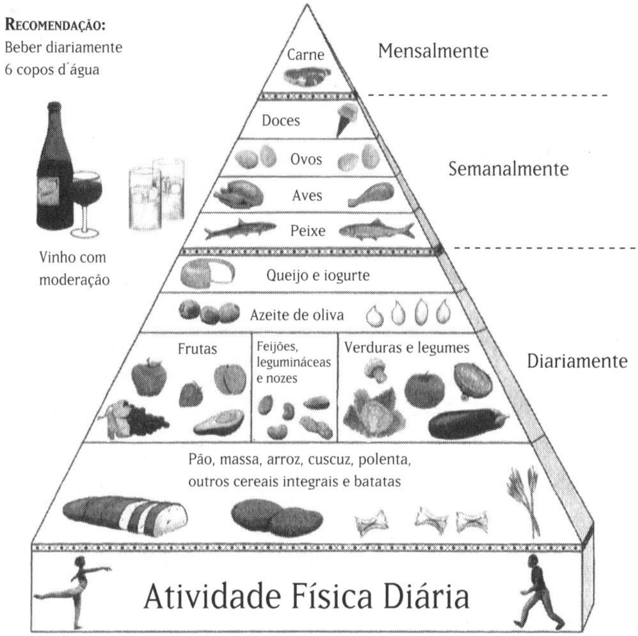

Fonte: © Oldways Preservation & Exchange Trust

A Dieta Mediterrânea põe a ênfase nos alimentos não processados. Na base estão os carboidratos complexos. Eles incluem arroz integral, massas de cereais integrais, e pão de cereais integrais — o ideal é que tudo seja preparado no dia e sem conservantes. Outros cereais adequados para a base da pirâmide são o trigo sarraceno (trigo integral partido), cuscuz, polenta e também batatas. Os pães integrais consumidos nos países mediterrâneos não têm açúcar em excesso, não têm gorduras hidrogenadas nem aditivos e contêm boa quantidade de fibras. Nos países do Mediterrâneo, os cereais integrais são habitualmente consumidos com cada refeição.

No nível seguinte da pirâmide de orientação alimentar mediterrânea, encontramos frutas, vegetais, feijões, outros legumes e nozes. Uma refeição típica quase sempre incluirá uma salada com folhas verde-escuras de alface, tomates frescos, brócolis, espinafre, pimentões, cebolas e pepinos. Em geral, vegetais frescos são também misturados às massas ou ao arroz, usados em saladas, servidos como aperitivos ou oferecidos como prato principal ou acompanhamento. As frutas são comidas principalmente como sobremesa ou merenda.

Os legumes e feijões em geral são servidos em sopas ou acrescentados às saladas, apresentados como pastinhas (um exemplo é o hummus, de grão-de-bico) e freqüentemente como prato principal. As nozes são muitas vezes misturadas às saladas para lhes dar sabor e textura. Também são consumidas puras, ao natural — não é comum serem usadas como aperitivo para acompanhar coquetéis carregados de açúcar.

O terceiro nível da pirâmide de orientação alimentar mediterrânea é o azeite de oliva. Ele substitui margarina, manteiga, gordura de cozinha e outros óleos. O azeite de oliva não só é usado para cozinhar pratos principais e acompanhamentos, como também, combinado com vinagre balsâmico, tempera as saladas.

O quarto nível da pirâmide de orientação alimentar mediterrânea inclui queijo e iogurte. A dieta utiliza quantidades pequenas de queijo, e em geral queijo parmesão para acompanhar as massas, ou farelos de queijo grego feta, espalhados na salada. O leite não é consumido comumente como bebida — mas como iogurte (cerca de uma xícara por dia). O iogurte mediterrâneo, que não é rico em açúcar e tem pouca ou nenhuma gordura, é servido simples ou misturado a frutas frescas. Um uso comum do iogurte é como molho de salada — geralmente temperado com endro, alho, cebola ou pepinos.

Peixe é o quinto nível da pirâmide de orientação alimentar mediterrânea. É consumido com muito mais freqüência do que carne vermelha e aves. Em alguns países mediterrâneos, as pessoas comem até um quilo e meio de peixe por semana. Comer porções de 110 gramas de peixe várias vezes por semana faz muito bem.

Aves e ovos estão no sexto nível da pirâmide de orientação alimentar mediterrânea. A típica Dieta Mediterrânea inclui 85 gramas de galinha duas a três vezes por semana. A galinha frita é praticamente desconhecida nos países mediterrâneos. As carnes de aves são cozidas sem as peles que, depois de retiradas, servem para preparar sopas, assados ou pratos com muitos legumes. Nesses países, os ovos são pouco consumidos, não ultrapassando quatro por semana. Em geral, são usados para fazer pão e sobremesas — e nem aparecem no café da manhã.

No sétimo nível da pirâmide de orientação alimentar mediterrânea estão os doces. Rotineiramente as sobremesas com muito açúcar, como os doces em geral, não estão presentes nas refeições diárias. Ao contrário, eles aparecem como "gulodices" em aniversários, casamentos e outras ocasiões festivas. A sobremesa costuma ser fruta.

O topo da pirâmide de orientação alimentar mediterrânea é ocupado pela carne vermelha. Inclui carne de vaca, vitela, porco, cordeiro, ovelha e cabrito. A carne vermelha é consumida raramente mais de algumas vezes por mês nos países mediterrâneos, e quase sempre como "ingrediente" misturado com pequenas quantidades de molho e grandes quantidades de vegetais, massas ou arroz. Tende a ser reservada para ocasiões especiais e quase nunca é apresentada como prato principal. Geralmente é assada ou cozinhada, não grelhada ou frita.

As refeições da Dieta Mediterrânea são em geral acompanhadas de vinho ou água. Raramente toma-se mais de um copo na refeição.

MAIS DO QUE UM PLANO ALIMENTAR

A Dieta Mediterrânea é mais do que um plano alimentar — ela aborda tanto o dispêndio de calorias quanto os aspectos sociais da refeição.

Fazer exercícios é um hábito comum no estilo de vida mediterrâneo. As pessoas que vivem naqueles países em geral não se exercitam em clubes ou academias; elas simplesmente são mais ativas em sua vida diária. Costumam ir andando ao mercado diariamente para comprar pão e produtos frescos, caminham até a casa de vizinhos para visitá-los, caminham para o trabalho ou a escola.

Quem vive nos países mediterrâneos também costuma comer em família, num ambiente mais relaxado. Gosta de conversar e rir à mesa e de dedicar mais tempo às refeições. Em suma, gosta de saborear a comida e de tornar esse momento agradável, e não uma obrigação.

Hoje, costumamos reservar pouco tempo para as refeições, e muitas vezes diante da televisão, ou até mesmo dirigindo. Não é de espantar a profusão de indigestões, azia, úlcera estomacal, gastrite, síndrome do cólon irritável e outros problemas digestivos. Comendo tão depressa, tendemos a engolir muito mais do que realmente necessitamos; leva algum tempo para que o cérebro registre que o estômago está cheio, e a essa altura já comemos demais.

O ponto ideal para a digestão se iniciar é quando cada bocado de alimento foi mastigado cerca de trinta vezes. Isso não só leva a quantidade adequada de saliva à comida como prepara o palco para melhor digestão e absorção do alimento. E, mais ainda, comer em ritmo mais lento dá tempo ao cérebro de enviar um sinal mais preciso de que não é preciso comer mais.

O ritmo da vida moderna leva-nos a comer sozinhos e a usar a comida como tranqüilizante para aliviar o estresse e a depressão. As refeições mediterrâneas tendem a ser feitas com outras pessoas, e a hora de comer torna-se mais uma ocasião de intercomunicação e de relacionamento afetivo. Esses detalhes ajudam a reduzir o estresse e a depressão.

Optando por um estilo mediterrâneo de vida

São dez os principais passos que recomendo quando uma pessoa deseja abandonar o estilo americano de alimentação e adotar o mediterrâneo:

1. Elimine todos os alimentos processados da sua despensa e comece a partir daí. Jogue fora saquinhos de batata frita, salgadinhos de milho e outros "lanchinhos" que contêm gordura hidrogenada, biscoitos, bolos, balas, bolachas, cereais açucarados, pão branco, alimentos altamente processados e alimentos com muito açúcar. Também dispense outros óleos que não sejam azeite de oliva, incluindo molhos de salada, toucinho e outros produtos que contenham gordura hidrogenada. Comece a comprar apenas alimentos feitos com cereais integrais, frutas frescas e vegetais. Abasteça suas prateleiras com azeite de oliva, nozes, sementes e cereais integrais.

2. Use em sua cozinha produtos de cereais integrais. Coma mais frutas frescas e vegetais, feijões, legumes e nozes.

3. Substitua manteiga, margarina, molhos para salada e outros óleos por azeite de oliva. Evite todos os alimentos fritos.

4. Limite seu consumo de queijo a pequenas porções de parmesão ou queijo feta (usados nos pratos principais ou nas saladas). Não coma pedaços inteiros de queijo.

5. Coma iogurte desnatado, acrescentando frutas e adoçando com stévia (adoçante natural que substitui o açúcar e não tem efeitos colaterais nocivos).

6. Prefira peixe e aves a carne vermelha, e coma carne esporadicamente.

7. Corte os doces açucarados.

8. Desfrute de um copo de vinho no almoço ou jantar.

9. Pratique exercícios com regularidade — ande mais.

10. Faça das refeições uma confraternização. Coma mais devagar, saboreie a comida e aprecie compartilhar a vida com a família e os amigos.

ORGANIZANDO A DESPENSA IDEAL

A despensa ideal para a dieta de Jesus deve incluir os seguintes alimentos básicos:

PÃO. Selecione pães de cereais integrais ou pão árabe. Se tiver alergia a trigo, escolha pão de milheto ou pão de arroz integral (disponível na maioria das lojas de produtos naturais).

CEREAIS. Entre as várias marcas disponíveis no mercado, escolha as que não contêm açúcar e são ricas em fibras, como granola natural (sem açúcar), aveia tradicional (não a instantânea) entre outras. Se tiver alergia a trigo, experimente cereais à base de milheto ou qualquer cereal que não contenha glúten.

QUEIJO. Escolha queijo parmesão (fresco ralado, ou em bloco que você pode ralar em casa), *mozzarella* semidesnatada ou queijo feta. Se for sensível ou alérgico a laticínios, use queijo de soja. Aconselho queijos orgânicos.

Ovos. Prefira ovos de galinhas de granja.

Peixe. Escolha peixes com escamas e barbatanas. Evite bagre e moluscos. Procure ter certeza de que seu peixe é fresco e que vem de águas não poluídas.

Frutas. As frescas são melhores, mas as congeladas são aceitáveis. Evite frutas enlatadas em calda.

Ervas e temperos. Muitas receitas mediterrâneas usam alho, salsa, sal marinho e pimenta do reino. Experimente diversas ervas e temperos — eles contribuem para dar sabor à sua comida sem adição de açúcar ou gordura.

Carne. Escolha carne de gado criado em pastagem. Evite carne de porco.

Leite. Escolha leite desnatado e iogurte desnatado ou queijo cottage. Queijo de soja e queijo de arroz também são boas escolhas se a pessoa é sensível ou alérgica a laticínios.

Nozes. Amêndoas e nozes são as melhores. Mantenha-as fechadas nos sacos plásticos depois de abri-las, e conserve-as na geladeira ou no freezer.

Azeite de oliva. Prefira azeite extra-virgem ou azeite virgem.

Massas. Escolha macarrão, talharim e outras massas feitas com cereais integrais. Se tiver alergia a trigo, experimente massa feita de espelta ou de arroz.

Aves. Prefira galinha e peru, preferivelmente as partes de carne branca.

Sopas e caldos. Escolha as sopas naturais, com baixa quantidade de sódio e de gordura (encontradas nas lojas de produtos naturais), que contêm poucos aditivos.

Amidos. Além das massas, prefira arroz integral ou arroz selvagem, feijões, legumes, lentilhas, farinha de milho ou polenta, e batatas (frescas).

Doces. Tenha sempre mel em casa. Pense em usar stévia (adoçante natural que é muito doce) em vez de adoçantes artificiais). É bom também para diabéticos e não tem efeitos colaterais. Pode-se usar também polpa de uma fruta doce, preparada sem adição de açúcar.

Vegetais. Escolha-os frescos ou congelados. Vegetais enlatados com baixo conteúdo de sódio também são aceitáveis quando não houver alternativa. Dê preferência aos seguintes: aspargo, brócolis, repolho, cenouras, pimentão, azeitonas, cebolas, espinafre, tomates, couve comum, couve de bruxelas, couve-flor, alho-poró, abóbora, nabo e pepino. Escolha as alfaces com folhas verde-escuras, como a alface romana, em vez de alface verde-clara, que tem menos nutrientes.

Vinagre. Escolha vinagre balsâmico, vinho tinto ou cidra de maçã.

Vinho. Prefira o tinto.

Iogurte. Escolha do tipo natural, desnatado ou semidesnatado.

Não esqueça — o que você trouxer da loja para casa é o que terá à mão para comer. Se não trouxer "porcarias", não comerá "porcarias" em casa!

Capítulo Treze

Um plano de alimentação diária e um cardápio para a semana

A base para se comer da maneira como Jesus comia é um conjunto de princípios que devem ser seguidos diariamente. Fazer três refeições por dia — café da manhã, almoço e jantar — pode ser um modo de vida saudável, desde que essas refeições sejam pequenas e bem balanceadas. Até mesmo pequenos lanches entre as refeições podem ajudar a manter os níveis de glicose equilibrados e a proporcionar o máximo de energia ao longo do dia.

Sempre tome o café da manhã

O café da manhã é a mais importante refeição do dia. Nunca "pule" o café da manhã! Em português, o outro nome para "café da manhã" é "desjejum": literalmente, "quebrar o jejum". Em geral, o café da manhã acontece depois de dez ou doze horas sem comer desde a última refeição da véspera.

Quando se trata do café da manhã, imagine o seu metabolismo como a chama de uma lareira. Pela manhã a chama do metabolismo se encontra quase extinta. Para que ela se acenda novamente, você precisa tomar um saudável café da manhã.

Pão integral é uma boa escolha para o café da manhã, assim como cereais integrais, iogurte natural sem açúcar e um pedaço de fruta.

FAÇA DO ALMOÇO A SUA REFEIÇÃO PRINCIPAL

Nos países mediterrâneos, o almoço é a refeição mais elaborada do dia. As famílias costumam passar uma hora ou mais em volta da mesa comendo, e costumam fazer uma pequena sesta em seguida, esperando que passe a hora mais quente do dia.

Recomendo que você leve seu almoço para o trabalho e encoraje seus colegas e amigos de trabalho a fazerem o mesmo. Então, permaneçam juntos e divirtam-se almoçando. Não desperdice tempo dirigindo até restaurantes, procurando lugar para estacionar, esperando lugar para sentar, apenas para devorar a comida porque a hora de almoço quase terá terminado. De preferência, junte-se aos amigos ou colegas e faça como num piquenique. Use sua hora de almoço para conversar e rir em uma atmosfera relaxante. Antes ou depois de comer, você deve caminhar com seus amigos, para estimular o metabolismo.

Lembre-se sempre que a chave para comer como Jesus comia é ingerir os alimentos mais naturais possíveis e comer em ambientes tranqüilos.

JANTE CEDO, E SÓ ALIMENTOS LEVES

O jantar não deve ser uma refeição pesada. Recomendo que você jante o mais cedo possível, sobretudo se tiver problemas de peso. Após o jantar, dê uma caminhada com sua família ou amigos.

O jantar é uma boa ocasião para comer bastante salada com legumes verde-escuros (como a alface romana), adicionando vegetais frescos a seu gosto: cenouras, cebolas, tomates e pepinos. Quanto mais brilhante e colorida a salada, melhor!

O jantar é uma boa refeição para ser comida em etapas. Depois da salada, você pode tomar uma tigela pequena de sopa de feijão, lentilha ou brócolis (com parmesão polvilhado por cima), ou uma sopa de legumes frescos. Tenha uma fatia de pão integral, que você pode molhar na pasta de grão-de-bico ou numa mistura de azeite extra-virgem, dessas que têm um pouquinho de pimenta em grãos e vinagre balsâmico.

Limite a ingestão de peixe ou frango a três ou quatro porções. Raramente coma carne vermelha. Se comer legumes como entrada, prefira-os cozidos no vapor ou levemente fritos, ou coma-os crus. Não há uma regra que diga que o prato principal deve ser cozido!

Escolha uma fruta fresca para a sobremesa.

Você pode beber uma taça de vinho na refeição, ou um copo de suco de limão fresco ou suco de lima (pode também adicionar um pouquinho de stévia ao sumo da fruta para fazer uma limonada ou um refresco de lima).

LANCHINHOS LEVES SÃO PERMITIDOS

Recomendo frutas se tiver fome entre as refeições, talvez com uma xícara de iogurte natural, sem açúcar, ou queijo cottage sem gordura.

DEIXE AS COMIDAS ESPECIAIS PARA OCASIÕES ESPECIAIS

Isto quer dizer que, seguindo essa dieta, você nunca vai poder comer um pedaço de bolo de aniversário ou uma taça de sorvete? Não! Siga apenas essa regra simples: reserve comidas especiais para ocasiões especiais. Se você estiver tentando perder peso, claro que deverá eliminar todo o alimento que contenha muito açúcar até atingir o peso ideal.

BEBA ÁGUA EM ABUNDÂNCIA

É certo que se deve beber cerca de dois litros de água filtrada por dia. Eu recomendo um a dois copos de 220 ml de água trinta minutos antes da refeição para ajudar a digestão e ajudar a não comer em excesso, e um copo aproximadamente duas horas após a refeição. Beber água em excesso durante a refeição retarda a digestão.

SUGESTÕES PARA QUANDO JANTAR FORA

A maioria dos americanos janta fora muitas vezes por semana. Você provavelmente acha que é mais nutritivo e econômico fazer as refeições em casa. Mas, se jantar fora é um prazer e for mais conveniente, aqui vão algumas sugestões:

- Sempre peça a salada sem estar temperada; peça azeite de oliva e vinagre separados e tempere no prato.

- Divida a entrada com outra pessoa. Os restaurantes costumam servir pratos de carne, peixe ou frango em quantidade suficiente para duas pessoas. Peça como acompanhamento vegetais saudáveis como brócolis, aspargos, espinafre, ou batata cozida simples, sem nada misturado.

- Peça ao garçom para que não seja colocada gordura nos legumes enquanto estiverem sendo cozidos.

- Escolha sopas leves de legumes em vez de sopas cremosas.

- Para a sobremesa, prefira uma fruta fresca, se houver.

MENU PARA UMA SEMANA

O que segue abaixo não é um guia de receitas, mas um "guia de alimentação" que dá para uma semana.

PRIMEIRO DIA

Café da manhã

Um copo pequeno de suco de fruta ou um pedaço pequeno de fruta. Uma porção de mingau de aveia, que pode ser incrementado com nozes ou amêndoas. Você também pode colocar frutas silvestres ou outra da sua escolha no cereal. Eu recomendo amoras, framboesas ou morangos.

Almoço

Salada de atum: consiste em duas ou três latas de atum, às quais você adiciona cebolas picadas, aipo picado, tomates, pepinos e outro vegetal que queira. Coloque a salada de atum sobre uma camada de folhas verde-escuras (como a alface romana). Use vinagre balsâmico e azeite de oliva para temperar (veja a receita na página 241).

Beba água filtrada com um limão espremido ou lima (stévia opcional).

Molho de vinagre e azeite de oliva para salada

Esta é a minha receita predileta de molho de vinagre e azeite para salada:

6 colheres de sopa de azeite extra-virgem
4 colheres de sopa de vinagre balsâmico
2 colheres de sopa de sumo de limão
½ colher de chá de sal marinho (ou mais, se necessário)
1 ou 2 dentes de alho (amassados)

Misture todos os ingredientes; você pode colocá-los no processador ou no liquidificador. Guarde em um recipiente fechado e leve ao refrigerador.

Jantar

Salada de vegetais verde-escuros, mais cenouras, tomates, pepinos. Para temperar use vinagre balsâmico e azeite de oliva.

Uma xícara de sopa de lentilhas.

Uma fatia de pão integral ou pão de fibras banhado em *hummus* (pasta de grão-de-bico — veja a receita a seguir).

Salmão grelhado com brócolis cozido no vapor, polvilhado com parmesão, servido com uma pequena porção de arroz selvagem ou integral.

Uma taça de vinho tinto ou um copo pequeno de água filtrada.

Hummus (Pasta de Grão-de-Bico)

Deixe o grão-de-bico de molho de véspera. Escorra muito bem. Para cada xícara de grãos, adicione um litro de água fresca, deixe ferver, e depois cozinhe em fogo brando por uma a duas horas (até os grãos ficarem macios).

Escorra a água e coloque no processador. Então, para cada xícara de grãos, acrescente:

½ xícara ou mais de tahine (dependendo do gosto)
2 colheres de sopa de azeite extra-virgem
1 dente de alho (bem picadinho)
½ colher de chá de sal marinho
½ colher de chá de cominho

Misture tudo completamente até obter uma pasta macia. Coloque outros condimentos se desejar. Ponha num recipiente fechado e leve à geladeira. A mistura pode ser usada aproximadamente por cinco dias.[1]

SEGUNDO DIA

Café da manhã

Um copo pequeno de suco de fruta espremido ou um pedaço de fruta.

Cereais em grãos ou com alto teor de fibras (como cereal de soja, fibras, farelo de trigo ou sementes de uva).

Use leite desnatado, leite de soja ou leite de arroz com seu cereal.

Almoço

Uma grande salada verde-escura com outros vegetais. Adicione duas fatias de peito de peru. Tempere com queijo ralado e molho feito com vinagre balsâmico e azeite de oliva.

Uma fatia de pão integral (banhado no grão de bico ou no azeite extra-virgem).

Água filtrada ou fervida com sumo de limão fresco ou suco de lima (stévia opcional).

Jantar

Salada verde-escura temperada com vinagre e azeite.

Massa (talharim ou outra) feita com grão integral e acompanhada de molho marinara, polvilhada com queijo parmesão (veja a receita).

Uma taça de vinho tinto ou água filtrada.

Molho Marinara

Adicione a uma lata de molho de tomate que tenha baixo conteúdo de sal:

2 ou 3 tomates frescos em pedaços
2 ou 3 dentes de alho (picadinhos)
1 xícara de cebolas picadas
3 colheres de sopa de azeite extra-virgem
1 colher de chá de orégano
2 colheres de sopa de salsa fresca picada
2 colheres de chá de manjericão desidratado
sal marinho e pimenta a gosto

Este molho não precisa ir ao fogo!

TERCEIRO DIA

Café da manhã

Um copo pequeno de suco de fruta natural ou um pequeno pedaço de fruta.

Omelete preparada com um ovo inteiro e duas claras. Adicione fatias de cebolas, tomates, cogumelos, pimentões ou outro vegetal que deseje. Cozinhe a omelete com pouca quantidade de azeite de oliva e salpique parmesão ou queijo mussarela.

Uma fatia de pão integral tostada com azeite.

Almoço

Salada temperada com molho de azeite e vinagre balsâmico.

Um sanduíche feito com duas fatias de pão integral e 85 a 100 gramas de peito de frango. Adicione fatias de tomate e folhas de alface.

Recomendo que o frango fique marinando na véspera em azeite extra-virgem e vinho tinto, e então seja grelhado na hora do seu almoço (ou pela manhã antes de empacotar seu almoço para sair para o trabalho).

Água filtrada com limão fresco espremido ou suco de lima (stévia opcional).

Jantar

Salada temperada com vinagre balsâmico e azeite de oliva.

Pequena porção de sopa de brócolis

Peixe cozido (85 a 100 gramas) polvilhado com queijo parmesão.

Uma fatia de pão integral banhado em hummus.

Legumes à sua escolha — feitos no vapor ou refogados em azeite de oliva e polvilhados com queijo parmesão.

Uma taça de vinho branco ou água filtrada.

QUARTO DIA

Café da manhã

Meio copo de suco de fruta fresca ou um pedaço de fruta.

Adicione uma xícara de frutas silvestres (amoras, framboesas ou morangos) ou melão (melancia, ou melões de vários tipos), ou abacaxi, ou qualquer outra fruta preferida a um copo de iogurte semidesnatado ou desnatado.

Uma torrada de cereal integral com manteiga de azeite de oliva.

Almoço

Arroz selvagem ou arroz integral e feijões (feijão preto, feijão vermelho ou qualquer outro à sua escolha).

Salada verde com legumes temperada com vinagre e azeite.

Água filtrada com o sumo do limão fresco ou limonada.

Jantar

Uma pizza de massa fina feita com cereal integral, coberta de legumes como tomates, cebolas, cogumelos e pimentões. Use azeite de oliva em lugar de qualquer outro óleo no preparo da massa. Salpique levemente um pouco de mussarela de leite semidesnatado (quando comer no restaurante, peça sua pizza com massa fina e pouco queijo).

Meio copo de vinho tinto, ou água filtrada.

QUINTO DIA

Café da manhã

Meio copo de suco de fruta fresca ou um pequeno pedaço de fruta.

Uma tigela de farelo de aveia aquecido com nozes ou amêndoas picadas e frutas silvestres à sua escolha (use stévia para adoçar). Junte leite desnatado ou leite de soja, se necessário.

Almoço

Salada grega (folhas verdes com pedaços de pepino, azeitonas gregas, pedaços de queijo feta, tomates picados, fatias finas de cebola e tiras de pimentão), temperada com vinagre balsâmico e azeite de oliva.

Uma fatia de pão árabe integral (servido com hummus).

Água filtrada com sumo de limão fresco ou limonada.

Jantar

Salada verde.

Garoupa grelhada, servida com arroz integral ou arroz selvagem e legumes mistos cozidos no vapor.

Pão integral (com azeite ou hummus).

Meio copo de vinho tinto ou água filtrada.

SEXTO DIA

Café da manhã

Meio copo de suco de fruta fresco ou um pequeno pedaço de fruta.

Uma fatia de pão integral torrado coberto de molho de soja.

Uma grapefruit.

Almoço

Frango e sopa de arroz integral (feita com caldo de galinha com pouco sal, cebolas picadas, uma colher de chá de azeite extra-virgem, aipo picado, salsa picada, sal marinho e pimenta a gosto).

Uma fatia de pão árabe integral.

Água filtrada ou fervida com o suco de um limão fresco, ou limonada.

Stévia a gosto.

Jantar

Kebab (espeto de filé magro cortado em cubos e grelhado) com cogumelos, cebolas, tomates e qualquer outro legume de sua preferência. Não coma mais do que 110 gramas. Ou bife de filé (85 a 110 gramas) acompanhado de legumes cozidos no vapor ou grelhados. Sugiro brócolis salpicado de parmesão, se o filé for a opção escolhida).

Pão integral (50 gramas).

Meio copo de vinho ou água filtrada.

SÉTIMO DIA

Café da manhã

Meio copo de suco de fruta fresco ou um pequeno pedaço de fruta.

Cereal com alto teor de fibras ou granola natural (sem adição de açúcar).

Adicione frutas silvestres ou outra fruta que desejar.

Almoço

Salada de macarrão integral (feita com massa de macarrão integral, azeite de oliva, vegetais picados, como tomates, pimentões, cenouras e folhas verdes).

Água filtrada ou fervida com sumo do limão fresco ou limonada.

Jantar

Salada verde.

Caçarola de frango com arroz, ou galinha com arroz integral (ou outro cereal), com vegetais cozidos no vapor.

Meio copo de vinho tinto ou água filtrada.

Notas

Introdução

1. Gunther B. Paulien, Ph.D., *The Divine Philosophy and Science of Health and Heading* (Brushton, N.Y.: Teach Services, Inc., 1995), 202.
2. Eric Schlosser, *País Fast-Food* (São Paulo: Ática, 2001).
3. Elizabeth Gleick, "Land of the fat", *Time Internacional Edition*, 25 de outubro de 1999, 242.

Capítulo 1

1. Andrew Barry, "Take a Whiff: Why International Flavors and Fragrances Look Tempting Right Now", *Barrons*, 20 julho 1998.
2. Patrick Quillin, *Beating Cancer with Nutrition* (Tulsa, Oka.: Nutrition Times Press Inc.) 1998.
3. Gleick, "Land of the Fat".
4. Segundo o Ministério da Educação japonês.
5. Robert A. Ronzio, *The Encyclopedia of Nutrition and Good Health* (Nova York: Facts on File , Inc., 1997), 34.
6. Joseph M. Mercola, D.O., *The Potential Dangers of Sucralose*, http//www.mercola.com/2000/dec/3/sucralose_dangers.htm.

7. Michael Murray e Joseph Pizzorno, *Encyclopedia of Natural Medicine* (Rocklin, Calif.: Prima Health, 1998).

Capítulo 2

1. Joan Nathan, *The Foods of Israel Today* (Nova York: Random House, 2001).
2. Mais informações em William Coleman. *Today's Handbook of Bible Times and Customs* (Mineápolis, Minn. 1984).
3. Globe Communications Corporation, *Healing Foods from the Bible* (Boca Raton, Fla: American Media Mini Mags, Inc., 2001), 85.
4. Nathan, *The Foods of Israel Today*.
5. Rex Russell, *What the Bible Says About Healthy Living* (Ventura, Calif: Regal Books, 1996).
6. Udo Erasmus, *Fats The Heal, Fats That Kill* (Burnaby, British Columbia, Canadá: Alive Books, 1994).
7. Mitchell L. Gaynor et al., *Dr. Gaynor's Cancer Prevention Program* (Nova York: Kensington Publishing, 1999).

Capítulo 3

1. Rabbi Yacov Lipschutz, *Kashruth* (Brooklyn, Nova York: Mesorah Publications, 1988).
2. Ronzio, *The Encyclopedia of Nutrition and Good Health*.
3. J. Dyerberg et al., "Fatty Acid Composition of Plasma Lipids in Greenland Eskimos", *American Journal of Clinical Nutrition*, 28 (1975), 958-966.
4. Erasmus, *Fats That Heal, Fats That Kill*.
5. Don Colbert, *Walking in Divine Health* (Lake Mary, Fla.: Creation House, 1999).

Capítulo 4

1. Ver "Mad Cow Disease in the U.S ", CBS News, 26 de março de 2001.
2. Eric Schlosser, *País Fast-Food* (São Paulo: Ática, 2001).
3. Washington Post, 13 de abril de 2001.
4. Lipschutz, *Kashruth*.
5. Ver www.msnbc.com/news
6. Lipschutz, *Kashruth*.
7. Marc Linder, "I Gave My Employer a Chicken That Had No Bone: Joint Firm–State Responsibility for Line–Speed, Related Occupational Injuries", *Case Western Reserve Law Review*, 46: 1 (Outono de 1995).
8. Frank B. Hu et al., "A Prospective Study of Egg Consumption and Risk of Cardiovascular Disease in Men and Women", *Journal of the American Medical Association*, 15 (1999), 1387-1395.

Capítulo 5

1. Fred Wight, *Manners and Customs of Bible Lands* (Chicago: Moody Press, 1980).
2. Gaynor, *Dr. Gaynor's Cancer Prevention Program*.

Capítulo 6

1. S.Linger et al., *The Natural Pharmacy* (Rockland, Calif.: Prima Publishing, 1999).
2. J.J. Michnovicz et al., "Induction of Estradiol Metabolism by Dietary Indole-3-Carbinol in Humans", *Journal of the National Cancer Institute*, 82 (1990), 947-949.
3. D. P. Burkitt, et al. "Dietary Fiber and Disease", *A Journal of the American Medical Association*, 229 (1974), 1068-1074.

Capítulo 7

1. Ronzio, *The Encyclopedia of Nutrition and Good Health*.
2. Nancy Jenkins, *The Mediterranean Cookbook* (Nova York: Bantam Books, 1994).
3. Erasmus, *Fats That Heal, Fats That Kill*.
4. Nathan, *The Foods of Israel Today*.
5. D. Steinberg, "Antioxidants and the Prevention of Human Atherosclerosis", *Circulation*, 85 (1996), 2338-2344.
6. Ancel Keys et al. "The Diet and 15 Year Death Rate in the Seven Countries Study", *American Journal of Epidemiology*, 124:6 (1986) 903-915.
7. Paulien, *Divine Philosophy and Science of Health and Healing*.
8. James e Phyllis Balch, *Prescription for Nutricional Heading* (Nova York: Avery, 2000).
9. Allen Swenson, *Plants of the Bible* (Nova York: Carol Publishing, 1994).

Capítulo 8

1. Earl D. Radmacker et al., *Nelson's New Illustrated Bible Commentary* (Nashville: Thomas Nelson, 1999), 1369.
2. David Whitten et al., *To Your Health* (Nova York: Harper–Collin Publishers, 1994).
3. S. Renaud e M. de Lorgeril, "Wine, Alcohol, Platelets and French Paradox for Coronary Heart Disease", *Lancet*, 339 (1992), 1523–1526.
4. J.M. Gaziano et al., "Moderate Alcohol Intake, Increased Levels of High-Density Lipoprotein and Its Subfractions, and Decreased Risk of Myocardial Infarction", *New England Journal of Medicine*, 329 (1993), 1829-1843.
5. A. Klatsky, et al., "Alcohol and Mortality: A Ten Year Kaiser-Permanente Experience", *Annals of Internal Medicine*, 95:2 (1981), 139-45.
6. Mark Hlatkymdetal, "Clinical Correlates of the Initial and Long-Term Cost of Coronary Bypass Surgery and Coronary Angioplasty", *American Heart Journal*, 138:2 (1999), 376-383.

7. Harlan Krumholz et al., "Clinical Correlates of In–Hospital Costs for Acute Myocardial Infarction in Patients 65 years of Age and Older", *American Heart Journal*, 135-3 (1998), 523-531.
8. M. Weisse et al., "Wine as a Digestive Aid: Comparative Antimicrobial Effects of Bismuth Salicylate in Red and White Wine", *British Medical Journal*, 311 (1995), 1457-1460.
9. G. Curhan et al., "Prospective Study of Beverage Use and a Risk of Kidney Stones", *American Journal of Epidemiology*, 143:5 (1996), 487-494.
10. E. B. Rimm et al., "Review of Moderate Alcohol Consumption and Reduced Risk of Coronary Heart Desease: Is the Effect Due to Beer, Wine or Spirits?" *British Medical Journal*, 312 (1996), 731-736.
11. Cynthia Kuhn et al., *Buzzed: The Straight Facts About the Most Used and Abused Drugs from Alcohol to Ecstasy* (Nova York: W.W. Norton & Company, 2003), 57. Ver também no site do The National Institute on Alcohol Abuse and Alcoholism (NIAAA) http:// www.niaaa.nih.gov/ e o artigo "Health Risks and Benefits of Alcohol Consumption", vol. 24 Nº. 1, 2000.
12. The National Institute on Alcohol Abuse and Alcoholism (NIAAA) http://www.niaaa.nih.gov/.
13. Whitten et al., *To Your Health*.
14. J. M. McGinnis at al., "Actual Causes of Death in the United States", *Journal of the American Medical Association*, 270 (1993), 2207-2212.
15. Whitten et al., *To Your Health*.
16. O teste CAGE é do Departamento de Farmacologia do Centro de Ciência da Saúde da Universidade de Colorado: http://www2.uchsc.edu/pharm/arc_misc/cage.asp
17. S. E. Hyman et al., "Alcoholism", in *Scientific American Texbook of Medicine*, Ed. E. Rubenstein e D. Federman (Nova York; Scientific American, Inc, 1997), 1-14.

Capítulo 9

1. Fred Wight, *Manners and Customs of Bible Lands*.
2. Balch, *Prescription for Nutritional Healing*.
3. Linger, *The Natural Pharmacy* (Rockland, Calif.: Prima Publishing, 1999).
4. Gaynor, *Gaynor's Cancer Prevention Program*.
5. James Duke, *Herbs of the Bible* (Loveland, Colo: Interweave Press, 1999).
6. Ibid.
7. Swenson, *Plants*.
8. D. C. Jarvis, *Folk Medicine*, 1958.

Capítulo 10

1. Arthur Blessit, "How Far Did Jesus and Mary Walk?" www. blessitt.com.
2. M. Mogadam, *Every Heart Attack Is Preventable* (Washington: Lifeline Press, 2001).

3. S. Blair et al., "Physical Fitness and All–Cause Mortality: A Prospective Study of Healthy Men and Women", *Journal of the American Medical Association*, 262 (1989), 2395-2401.
4. Susan Puhl et al., *ACSM Fitness Book* (Champaign, ILL.: Human Kinetic, 1998).
5. K. Cooper, *Resgatando a força da juventude* (Rio de Janeiro: Record, 2001).
6. Ibid.
7. K. Cooper, *Revolução antioxidante* (Rio de Janeiro: Record, 1996).
8. P. D. Thompson, "Cardiovascular Complications of Vigorous Physical Activity", *Arch. Intern. Med.*, 156 (1996), 2297-2302.
9. Blair , "Physical Fitness".

Capítulo 11

1. NIH Technology Assessment Conference Panel, "NIH Panel Estimated Their Failure", *Annals of Internal Medicine*, 119 (1993), 764-770.
2. Broda Barnes et al., *Hypothyroidism: The Unsuspected Illness* (Nova York: Thomas Crowell, 1976).
3. J. Braly. *Dr. Brady's Food Allergy and Nutrition Revolution* (New Canaan, Conn: Keats, 1992).

Capítulo 12

1. Keys et al., "The Diet and 15–Year Death Rate in the Seven Countries Study".
2. Jenkins, *The Mediterranean Cookbook*.

Capítulo 13

1. Martha Shulman, Mediterranean Light (Nova York: Harper-Collins, 1989).

Thomas Nelson Publishers e o Dr. Don Colbert agradecem a Ken e Debbie Gass, cujo estímulo e entusiasmo foram decisivos para a publicação deste livro, desde o início até o final. Vocês e sua família vivem de acordo com o estilo saudável de vida proposto neste livro e são testemunhas de que ele dá certo.

Bibliografia

Balch, James, *Prescription for Nutritional Healing*, Nova York: Avery 2000.

Barilla, Jean, *The Nutrition Super Book*, Volume 2: The Good Fats and Oils. New Canaan, Conn.: Keats Publishing, 1996.

Barnes, Broda, et al. *Hypothyroidism: The Unsuspected Illness*. Nova York: Thomas Crowell, 1976.

Blair, S., et al., "Physical Fitness and All-Cause Mortality: A Prospective Study of Healthy Men and Women". *Journal of the American Medical Association*, 262 (1989), 2395-2401.

Blessitt, Arthur. "How Far Did Jesus and Mary Walk ?" www.blessitt.com

Burkitt, D.P. et al., "Dietary Fiber and Disease", *A Journal of the American Medical Association*, 229 (1974), 1068-1074.

Braly, J., *Dr. Braly's Food Allergy and Nutrition Revolution*, New Canaan, Conn.: Keats, sem data.

Colbert, Don, *Walking in Divine Health*, Lake Mary, Fla.: Creation House, 1999.

Coleman. *Today's Handbook of Bible Times and Customs*.

Cooper, Kenneth, *Revolução antoxidante*, Rio de Janeiro: Record, 1996.

_______________, *Resgatando a força da juventude*, Rio de Janeiro: Record,

2001.

Curhan, G., et al., "Prospective Study of Beverage Use and a Risk of Kidney Stones". *American Journal of Epidemiology* , 143:5 (1996), 487-494.

Duke, James, *Herbs of the Bible*, Loveland, CO: Interweare Press, 1999,

Dyerber, J., et al. "Fatty Acid Consumption of Plasma Lipids in Greenland Eskimos". *American Journal of Clinical Nutrition*, 28 (1975), 958-966.

Erasmus, Udo. *Fats That Heal, Fats That Kill*, Burnaby, British Columbia, Canada: Alive Books, 1994.

Gaynor, Mitchell L. et al., *Dr. Gaynor's Cancer Prevention Program*. Nova York: Kensington Publishing, 1999.

Gaziano, J. M. et al., "Moderate Alcohol Intake, Increased Levels of High-Density Lipoprotein and Its Subfractions, and Decreased Risk of Myocardial Infarction". *New England Journal of Medicine*, 329 (1993), 1829-1843.

Globe Communications Corporation. *Healing Foods from the Bible*.

Hu, Frank B. et al., "A Prospective Study of Egg Consumption and Risk of Cardiovascular Disease in Men and Women". *Journal of the American Medical Association*, 281:15 (1999), 1387-1395.

Hyman, S.E. et al., "Alcoholism". In *Scentific American Textbook of Medicine*. Eds. E. Rubenstein e D. Federman. Nova York: Scientific American, Inc., 1977.

Jarvis, D. C. *Folk Medicine*. 1958.

Jenkins, Nancy, *The Mediterranean Cookbook*. Nova York: Bantan Books, 1994.

Keys, Ancel et al., "The Diet an 15-Years Death Rate in the Seven Countries Study". *American Journal of Epidemiology*, 124 (1986), 903-1015.

Klatsky, A. et al., "Alcohol and Mortality: A Ten Year Kaiser-Permanente Experience". *Annals of Internal Medicine*, 95:2 (1981), 139-145.

Linger, S. et al., *The Natural Pharmacy*. Rockland, Calif.: Prima Publishing, 1999.

Lipschutz, Rabbi Yacov, *Kashruth*. Brooklyn, Nova York: Mesorah Publications, 1988.

"Mad Cow Disease in the U.S.", CBS News, 26 de março de 2001.

McGinnis, J.M. et al, "Actual Causes of Death in the United States". *Journal of the American Medical Association*, 270 (1993), 2207-2212.

Mogadam, M., *Every Heart Attack Is Preventable*. Washington: Lifeline Press, 2001.

Murray, Michael e Joseph Pizzorno. *Encyclopedia of Natural Medicine*.

Nathan, Joan. *The Foods of Israel Today*. Nova York: Random House, 2001.

NIH Technology Assessment Conference Panel. "NIH Panel Estimated Their Failure". *Annals of Internal Medicine*, 119 (1993), 764-770.

Paulien, Gunther B., Ph.D. *The Divine Philosophy and Science of Health and Healing Brushton*, Nova York: Teach Services, Inc., 1995.

Potential Dangers of Sucralose, The. http//www.mercola.com/2000/dec/3/sucralose_ dangers.htm

Puhl, S. et al., *ACSN Fitness Book*. Champaign, Ill.: Human Kinetic, 1998.

Quillin, Patrick, *Beating Cancer with Nutrition*. Tulsa, Okla.: Nutrition Times Press Inc., 1998.

Renaud, S. e M. de Lorgeril, "Wine, Alcohol, Platelets and the French Paradox for Coronary Heart Disease". *Lancet*, 339 (1992), 1523-1526.

Rimm, E. B. et al., "Review of Moderate Alcohol Consumption and Reduced Risk of Coronary Heart Disease: Is the Effect Due to Beer, Wine, or Spirits?" *British Medical Journal*, 312 (1996), 731-736.

Ronzio, Robert A. *The Encyclopedia of Nutrition and Good Health*. Nova York: Facts on File, Inc., 1997.

Russell, Rex, *What the Bible Says About Healthy Living*. Ventura, Calif: Regal Books, 1996.

Schlosser, Eric. *País Fast-Food*. São Paulo: Ática, 2001.

Shulman, Martha, *Mediterranean Light*. Nova York: Harper-Collins, 1989.

Steinberg, D., "Antioxidants and the Prevention of Human Atherosclerosis". *Circulation* 85 (1996), 2338-2344.

Swenson, Allan, *Plants of the Bible*. Nova York: Carol Publishing Group, 1994.

Walker, G.B., D.P. Burkitt et al. "Dietary Fiber and Disease". *Journal of the American Medical Association*, 229 (1973), 1068-1074.

Washington Post, 13 de abril de 2001.

Weisse, M. et al., "Wine Is a Digestive Aid: Comparative Antimicrobial Effects of Bismuth Salicylate in Red and White Wine". *British Medical Journal*, 311 (1995), 1457-1460.

Wight, Fred, *Manners and Customs of Bible Lands*. Chicago, Ill.: Moody Press, 1980.

Whitten, David, et al., *To Your Health*. Nova York: Harper-Collins Publishers, 1994.

Don Colbert, M. D., exerce a medicina familiar desde 1987 e é autor dos *best-sellers: A cura pela Bíblia para doenças cardíacas, A cura pela Bíblia para dores de cabeça* e as obras ainda em inglês *Toxic Relief, Deadly Emotions, Walking in Divine Health, What You Don't Know May Be Killing You*, e The Bible Cure Booklet Series. Escreve colunas mensais para a revista *Charisma* e para a revista *Partners*, da pastora evangélica Joyce Meyer. O Dr. Colbert foi destaque em revistas e jornais como *Newsweek, Reader's Digest, Los Angeles Times, Esquire*, e é também presença freqüente em programas de tv como National Fox Live, CBS News e CBN News. Desenvolveu uma linha própria de vitaminas, a Divine Health Nutritional Products, e apresenta com sua mulher Mary um *talk-show* em rede nacional intitulado *Your Health Matters* ("Sua saúde é importante"). É um palestrante constantemente requisitado em seminários e conferências onde são abordados temas como "Os sete pilares da saúde", "Emoções fatais" e tópicos correlatos. Mora em Orlando, na Flórida.

VOCÊ PODE CONTATAR O DR. COLBERT ATRAVÉS DE SEU SITE:

www.drcolbert.com
ou pelo telefone (407) 331-707-07

Este livro foi composto em fonte Joana 11/13,5 e impresso pela Ediouro Gráfica sobre papel Pólen Soft 80 para a Thomas Nelson Brasil em novembro de 2006.